E. Martin P. Nawroth

Fachübergreifende Aspekte der Hämostaseologie II

Springer
Berlin
Heidelberg
New York
Barcelona
Budapest
Hongkong
London
Mailand
Paris
Santa Clara
Singapur
Tokio

Eike Martin Peter Nawroth (Hrsg.)

Fachübergreifende Aspekte der Hämostaseologie II

4. Heidelberger Symposium über Hämostase in der Anästhesie, 3.–4. Mai 1996

Mit 23 Abbildungen und 23 Tabellen

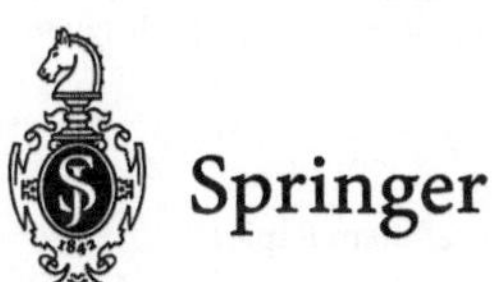
Springer

Professor Dr. med. EIKE MARTIN
Universität Heidelberg
Klinik für Anaesthesiologie
Im Neuenheimer Feld 110
69120 Heidelberg

Priv.-Doz. Dr. med. PETER NAWROTH
Universität Heidelberg
Medizinische Klinik I
Bergheimer Straße 58
69115 Heidelberg

ISBN-13:978-3-540-61946-8

Die Deutsche Bibliothek - CIP-Einheitsaufnahme
Fachübergreifende Aspekte der Hämostaseologie / Eike Martin ; Peter Nawroth (Hrsg.). - Berlin; Heidelberg; New York; Barcelona; Budapest; Hongkong; London; Mailand; Paris; Santa Clara; Singapur; Tokio: Springer, 1997
2./4. Heidelberger Symposium über Hämostase in der Anästhesie, 3.-4. Mai 1996
ISBN-13:978-3-540-61946-8 e-ISBN-13:978-3-642-60626-7
DOI: 10.1007/978-3-642-60626-7

Herstellung: TBS, Sandhausen
Umschlaggestaltung: design & production GmbH, Heidelberg
SPIN: 10554108 19/3133-5 4 3 2 1 0 – Gedruckt auf säurefreiem Papier

Inhalt

Autoren

BACH, A. Priv.-Doz. Dr. med.
Klinik für Anaesthesiologie
Klinikum der Ruprecht-Karls-Universität
Im Neuenheimer Feld 110, D-69120 Heidelberg

BÖTTIGER, B.W., Dr. med.
Klinik für Anaesthesiologie
Klinikum der Ruprecht-Karls-Universität
Im Neuenheimer Feld 110, D-69120 Heidelberg

BÖHRER, H., Priv.-Doz. Dr. med.
Klinik für Anaesthesiologie
Klinikum der Ruprecht-Karls-Universität
Im Neuenheimer Feld 110, D-69120 Heidelberg

CASPARI, G., Dr. med.
Institut für Medizinische Virologie
Fachbereich Humanmedizin
Justus-Liebig-Universität
Frankfurter Straße 107, D-35392 Gießen

DORNER, F., Prof. Dr.
IMMUNO AG
Uferstraße 15, A-2304 Orth/Donau

GERLICH, W.H., Prof. Dr. med.
Institut für Medizinische Virologie
Fachbereich Humanmedizin
Justus-Liebig-Universität
Frankfurter Straße 107, D-35392 Gießen

GULBA, D., Dr. med.
Franz-Vollhard-Klinik
Max-Dellbrück-Centrum, Berlin-Buch
Universitätsklinikum Virchow
Humboldt-Universität
Wiltbergstraße 50, D-13125 Berlin-Buch

HAVERICH, A., Prof. Dr. med.
Klinik für Thorax-, Herz- und Gefäßchirurgie
Medizinsche Hochschule Hannover
Postfach, D-30623 Hannover

KEMKES-MATTHES, B., Priv.-Doz. Dr. med.
Zentrum Innere Medizin
Abt. Hämatologie/Onkologie
Justus-Liebig-Universität
Klinikstraße 36, D-35385 Gießen

MARTIN, E., Prof. Dr. med.
Klinik für Anaesthesiologie
Klinikum der Ruprecht-Karls-Universität
Im Neuenheimer Feld 110, D-69120 Heidelberg

MATTHES, K.J., Prof. Dr. med.
Zentrum Innere Medizin
Abt. Gastroenterologie
Justus-Liebig-Universität
Klinikstraße 36, D-35385 Gießen

NAWROTH, P.P., Priv.-Doz. Dr. med.
Innere Medizin I
Klinikum der Ruprecht-Karls-Universität
Bergheimer Straße 58, D-69115 Heidelberg

PATSCHEKE, H., Prof. Dr. med.
Medizinisch-Diagnostisches Institut
Klinikum Karlsruhe
Moltkestraße 90, D-76133 Karlsruhe

SCHARRER, I., Prof. Dr. med.
Zentrum Innere Medizin
Johann-Wolfgang-Goethe-Universität
Theodor-Stern-Kai 7, D-60596 Frankfurt

SCHOSSER, R., Priv.-Doz. Dr. med.
IMMUNO GmbH
Zentralbereich Medizin
Im Breitspiel 13, D-69126 Heidelberg

VANDERMEULEN, E., Dr. med.
Department of Anaesthesiology
Universitaire Ziekenhuizen
Katholieke Universiteit Leuven
Herestraat 49, B-3000 Leuven

Windstetter, U., Dr. med.
Franz-Vollhard-Klinik,
Max-Dellbrück-Centrum, Berlin Buch
Universitätsklinikum Virchow
Humboldt-Universität
Wiltbergstraße 50, D-13125 Berlin-Buch

Zerlauth, G., Dr.
IMMUNO AG
Industriestraße 20, A-1221 Wien

KAPITEL 1

Perioperative Einstellung von Hämophilen

I. SCHARRER

Für eine perioperative Einstellung von Bluterpatienten ist eine enge Zusammenarbeit zwischen Chirurgen, Anästhesisten und Hämostaseologen notwendig.

Die perioperative Einstellung mit der Substitutionstherapie kann sich unterscheiden, je nachdem, ob es sich um einen Notfall oder um einen Elektiveingriff handelt. Bei einem Notfall ist ein Sicherheitsfaktor an Substitutionstherapie zu berücksichtigen.

Elektive Eingriffe sollten möglichst am Wochenanfang erfolgen. Grundsätzlich kann bei Blutern jede Operation durchgeführt werden, wenn die erhöhte Blutungsgefahr bedacht wird.

Wichtige Voruntersuchungen für Operationen an Blutern sind: Recovery (Wiederauffindung des FVIII/IX), Halbwertszeit, Bestimmung der Inhibitoren gegen FVIII/IX, Thrombozytenzahl und Funktion, Leberwerte.

Die Substitutionsmenge ist abhängig vom Schweregrad der Hämophilie, von der Art der Operation (z. B. laparoskopisch oder abdominaler Eingriff), von der Operationsdauer, dem jeweiligen operierten Organ (z. B. Knochen oder Weichteile), der Anästhesie, dem Körpergewicht des Patienten, der Recovery und Halbwertszeit und den Besonderheiten des gewählten FVIII/IX-Präparates. Dabei ist zu berücksichtigen, daß die Recovery mit FIX-Präparaten niedriger als mit FVIII-Präparaten ist.

Die Substitutionsmenge ist weiterhin abhängig von dem Ausmaß der Operation, der Möglichkeit der optimalen lokalen Blutstillung und der Sichtbarkeit der Wundflächen. Als grobe Faustregel zur Berechnung der erforderlichen Einheiten ist die Multiplikation des Körpergewichtes in Kilogramm mit dem gewünschten FVIII-/FIX-Spiegel anzusehen. Diese Berechnung muß jedoch an das jeweilige gewählte Substitutionspräparat angepaßt werden.

Daraus ergeben sich für kleinere, mittlere und größere Operationen bei Erwachsenen erforderliche *Mindestanfangsdosen* (Tabelle 1) von etwa 2000–5000 und *Mindesterhaltungsdosen* (Tabelle 1) von 2mal 2000 bis 3mal 5000 IE pro Tag, wobei das Körpergewicht unbedingt berücksichtigt werden muß.

Bei der Hämophilie B kann wegen der längeren Halbwertszeit des Faktors IX das Intervall auf eine 24stündliche Gabe bei kleineren und mittleren Operationen verlängert werden.

Als Richtlinien für Operationen bei Blutern sind zu beachten:

Präoperative Bestimmung der FVIII-/FIX-Spiegel, der Recovery und Ausschluß eines Inhibitors sowie Substitutionsbeginn 1 h vor der Operation, Aufrechterhaltung der FVIII-Kontrolle des FVIII-/FIX-Spiegels vor der Substitution mit konsequenter Dosiseinstellung und einer Substitutionsdauer bis zur Entfernung der Drainagen und oft auch bis zur Entfernung der Nähte.

Tabelle 1. Ungefähre Dosierung von FVIII-Konzentrat bei Operationen (schwere Hämophilie A)

Art der Operationen	Erforderliche Anfangsdosis	Erhaltungs-dosis
„Kleine" (z. B. Zahn) Spiegel >20 %	2000 IE	3 Tage 12stündlich 2000 IE
„Mittlere" (z. B. Katheter, Arthroskopie Spiegel: bis 50 %	3000 IE	3 Tage 12stündlich 3000 IE
„Große" (z. B. Hüftprothesen) Spiegel: >50 %	5000 IE	Bis zur Wundheilung (die ersten 5 Tage 3mal 5000 IE, dann 2mal 4000 IE)

Operationen sind Prüfsteine für die hämostatische Wirksamkeit von Konzentraten. Daher wird meist bei der Phase III der klinischen Prüfung von Faktorenkonzentraten die hämostatische Wirksamkeit bei Operationen untersucht. Prüfkriterien sind dabei: Blutverlust, Transfusionsbedarf, Substitutionsmenge und Substitutionsdauer.

Bei den klinischen Studien mit rekombinanten Konzentraten zeigte sich bei den beiden bisher eingeführten Präparaten (Kogenate und Recombinate) bei Lebertransplantationen (Fischbach u. Scharrer 1993), bei Herzoperationen mit der Herz-Lungen-Maschine, bei Operationen am zentralen Nervensystem, bei urologischen, abdominellen, bei größeren orthopädischen Eingriffen sowie bei oralchirurgischen Eingriffen eine den Plasmapräparaten vergleichbare hämostatische Wirksamkeit.

Bei Operationen sollte auf lokale Maßnahmen bei Blutern geachtet werden wie Anwendung des Fibrinklebers, der Lasermethoden und bei oralchirurgischen Eingriffen von Bluterschienen.

Bei Zahnextraktionen ist zusätzlich die Mundspülung mit Fibrinolysehemmern (z. B. 3 Amp. Anvitoff à 500 mg 3- bis 4mal tgl.) zu empfehlen.

Kombinierte Operationen, wie etwa zusätzliche Zahnsanierungen, sollten wegen der Infektionsgefahr nicht durchgeführt werden.

Weiterhin sollten ASS-haltige Medikamente, intramuskuläre Spritzen und intraarterielle Punktionen wegen der zusätzlichen Blutungsgefahr vermieden werden.

Bei kleineren Eingriffen und bei einer Restaktivität von FVIII über 10 % kann Minirin versucht werden. Zu beachten sind neben den Kontraindikationen wie Alter über 60 Jahre und eine Hypertonie noch der begrenzte Anstieg der Ausgangswerte auf das nur 3fache und die limitierte Wirkungsdauer von nur 3 Tagen.

Eine Thromboseprophylaxe mit Heparin wird in der Regel nur bei Patienten mit mittelschwerer und milder Hämophilie A sowie bei Patienten mit Hämophilie B durchgeführt.

Bei den Hämophilie-B-Patienten wurden häufig nach Gabe von PPSB thromboembolische Komplikationen beschrieben (Scharrer 1995a).

Für eine genaue perioperative Einstellung zur Blutungsprophylaxe kann auch die kontinuierliche Infusion (Auerswald et al. 1996; Martinowitz et al. 1992) von FVIII-/FIX-Präparaten mit Hilfe einer Minipumpe oder eines Perfusors angewandt werden. Nach einer Bolusinjektion von etwa 50 IE/kg KG ist eine Gabe von 4–5 IE/kg KG/h an den ersten beiden Tagen nötig. Danach kann die Dosis wegen der Abnahme der Clearance an den nächsten 3 Tagen auf 2–3 IE/kg KG/h reduziert werden. Insgesamt ist der Verbrauch etwa 20–30 % niedriger als bei der diskontinuierlichen Therapie.

Große Erfahrungen haben wir in Frankfurt dank einer sehr guten, jetzt 25jährigen Zusammenarbeit mit unserer Orthopädischen Klinik bei orthopädischen Eingriffen (Willert et al. 1983) gesammelt. In den vergangenen 25 Jahren haben wir Synovektomien, Endoprothesen, Achillessehnenverlängerungen, Osteotomien, Arthrodesen, Gelenktoiletten und andere Eingriffe ohne Blutungskomplikationen durchführen können. In der Regel wird von uns ein individueller Substitutionsplan erstellt. FVIII-/FIX-Spiegel werden täglich zur Therapiekontrolle gemessen. Die Substitutionsmenge ist auch bei orthopädischen Operationen abhängig vom Schweregrad der Hämophilie, dem Körpergewicht des Patienten, dem Operationsverfahren, der intraoperativen Situation, der Dauer der Operation sowie von Beginn, Art und Dauer der physikalischen Therapie. Die beste orthopädische Operation bei Blutern ist keine Operation. Die kann durch frühe und regelmäßige Prophylaxe mit FVIII/IX ab dem frühen Kindesalter erreicht werden. Schlägt diese fehl, so sind Radiosynoviorthesen, Synovektomien, Korrektur- und Prothesenoperationen sowie andere Eingriffe indiziert.

Als weiteres Beispiel für eine spezielle Operation bei Blutern soll die Lebertransplantation erwähnt werden, die zur phänotypischen Heilung der Hämophilie führt (Scharrer et al. 1988). Bei unserem ersten Patienten, bei dem die erste europäische Lebertransplantation eines Hämophilen 1988 durchgeführt wurde, lag ein Lebertumor und eine dekompensierte Leberzirrhose vor. 24 h nach der Operation war der FVIII-Spiegel über 100 % und blieb die weiteren Jahre auf dieser Höhe. Bei unserem zweiten Patienten war die Indikation eine Leberzirrhose, eine Splenomegalie und eine Thrombozytopenie von 18 000/µl mit erheblicher Blutungsneigung. Bei diesem zweiten Patienten, bei dem die Operation 1991 vor jetzt 5 Jahren durchgeführt wurde, haben wir zusätzlich Aprotinin angewandt (Abb. 1). Abbildung 1 zeigt den Vergleich des Substitutionsbedarfs bei unserem ersten und zweiten Patienten, bei dem ersten Patienten durchgeführt mit Plasmapräparaten und ohne Aprotinin, bei dem zweiten Patienten mit rekombinanten Präparaten und mit Aprotintin. Abbildung 2 zeigt den Verlauf von FVIII- und Antithrombin-III-Spiegel, Abb. 3 den Verlauf der Spiegel von t-PA-Antigen und D-Dimer. Abbildung 4 demonstriert den Verlauf der FII-, FV- und FVII-Spiegel nach Transplantation.

Besonders hämostaseologisch aufwendige Operationen sind Notfalleingriffe bei Hemmkörperpatienten mit Iso-oder Autoantikörper gegen FVIII oder FIX (Scharrer 1995 a, b). Zur Notfallblutstillung kann Feiba, rekombinanter FVIIa (Novo-Seven) und porciner FVIII (Hyate C) angewandt werden.

In Deutschland liegen mit der Anwendung von Feiba bisher die längsten und größten Erfahrungen vor. In der Regel werden 100–200 IE/kg KG/Tag verabreicht. Wegen der Gefahr einer Verbrauchskoagulopathie als Nebenwirkung sollten höhe-

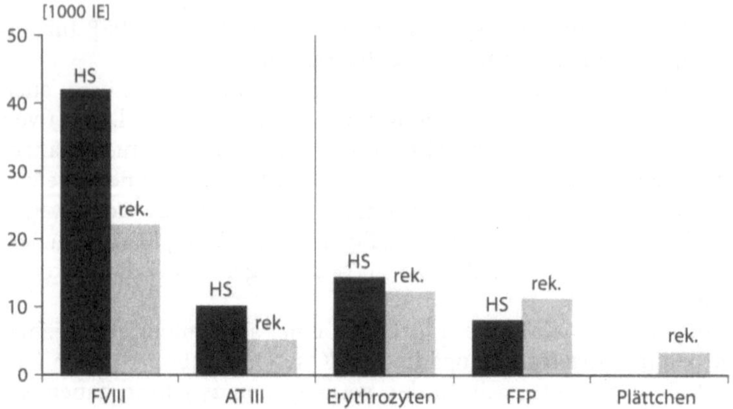

Abb. 1. Vergleich des Subtitutionsbedarfs an rekombinaten (rek) bzw. Plasmapräparaten mit und ohne Aprotinin

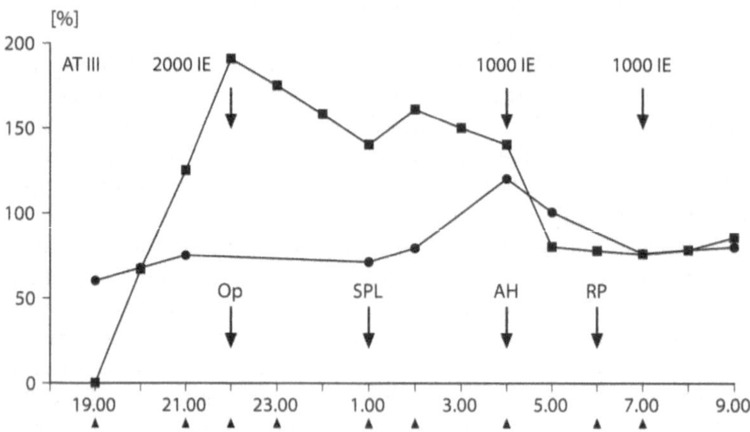

Abb. 2. Verlauf von FVIII: C– (■) und AT III-Spiegeln (•)

re Dosen als 200 IE/kg KG nicht gegeben werden. Außerdem sollte eine kombinierte Therapie von Feiba mit PPSB und/oder Hyate C wegen der Gefahr einer Verbrauchskoagulopathie vermieden werden.

Bei der Anwendung von Hyate C muß vor der Therapie die „cross-reactivity" durchgeführt werden, die das Verhältnis zwischen dem Hemmkörpertiter gegen porcinen FVIII zu dem Hemmkörpertiter gegen menschlichen FVIII darstellt. Eine Therapie mit Hyate C ist in der Regel dann nicht mehr erfolgreich, wenn die „cross-reactivity" mehr als 35 % beträgt. In der Regel werden 50–100 IE/kg KG 2mal täglich gegeben. Eine Thrombozytopenie als Nebenwirkung kann dosisabhängig auftreten. Vor jeder Infusion empfiehlt sich die Gabe von Kortikosteroiden wegen einer hohen allergischen Potenz von Hyate C.

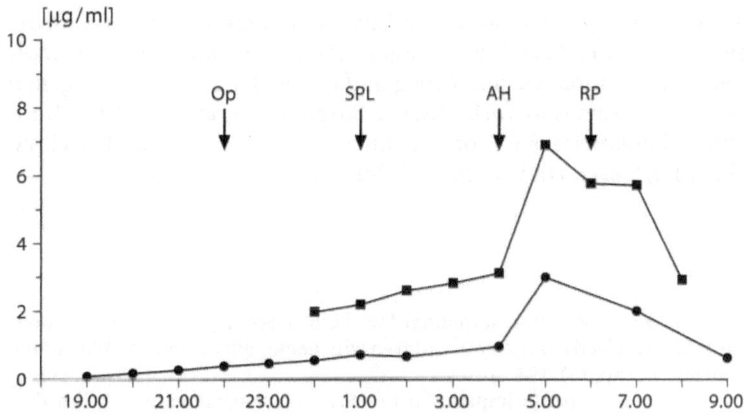

Abb. 3. Verlauf von t-PA-Antigen- (■) und D-Dimer-Spiegeln (•)

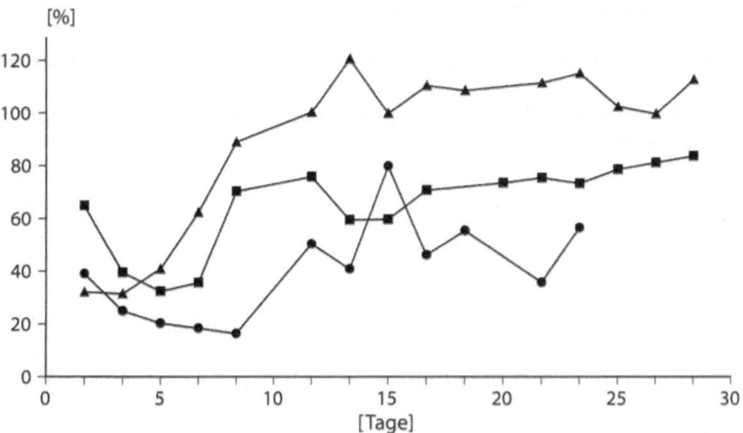

Abb. 4. Verlauf von FII- (■), FV- (▲) und FVII-Spiegeln (·) nach Transplantation

Der rekombinante FVIIa (Novo-Seven), der über die Aktivierung des Tissue-Faktors wirkt, wird in einer Dosis von 90 µg/kg KG im Abstand von 2 h injiziert.

Die Blutstillung wird in der Regel schon nach 2- bis 3maliger Anwendung erreicht.

Durch Plasmapheresen kann ein vorübergehendes Absinken des Titers um 30–50 % pro Separation erzielt werden. Neben den üblichen Plasmapheresen können auch Adsorptionsplasmapheresen angewandt werden. Die Immunglobulinapherese mit Therasorb-Säulen hat den Vorteil, daß eine Sitzung nur 4 h dauert und jeweils 4–6 l ausgetauscht werden können.

Notfalloperationen und elektive Eingriffe bei Hämophilen und Hemmkörperpatienten stellen eine hämostaseologische Herausforderung dar. Wie anfangs erwähnt ist der Erfolg abhängig von einer guten Zusammenarbeit zwischen Chirurgen, Anästhesisten und Hämostaseologen. Daher möchte ich an dieser Stelle meinen chirurgischen und orthopädischen Kollegen danken, die in den vergangenen 25 Jahren mit großem Einsatz und vorbildlicher Sorgfalt Operationen bei Hämophilen durchgeführt haben: Herrn Prof. Dr. Encke, Herrn Priv. Doz. Dr. Hovy, Herrn Prof. Dr. Zichner, Herrn Dr. Horrig und Herrn Prof. Dr. Willert.

Literatur

Auerswald G, Auberger W, Kreuz W, Sutor A, Deinhard M, Roth U, Schopen G (1996) Continous infusion of factor VIII after elective surgery in children with hemophilia A and von Willebrand disease. Ann Hematol 72 (Suppl I): 197

Fischbach P, Scharrer I (1993) Therapeutic impact of orthotopic liver transplantation on disorders of hemostasis. Sem Thromb Haemostas 19:250–257

Martinowitz U, Schulman S, Gitel S, Horozowski H, Heim M, Varon D (1992) Adjusted dose continuous infusion of factor VIII in patients with haemophilia A. Br J Haem 82: 729–724

Scharrer I (1995a) The need for highly purified products to treat hemophilia B. Acta Haematol 93: 2–7

Scharrer I (1995b) Spontan erworbene Hemmkörperhämophilie. Intensiv Notfallbehandl 20, 31: 90–91

Scharrer I, Encke A, Hottenrott C (1988) Phenotypic cure of hemophilia A by liver transplantation. Lancet ii: 900–801

Willert HG, Horrig C, Ewald W, Scharrer I (1983) Orthopedic surgery in hemophilic patients. Arch Orthop Trauma Surg 101: 121–132

KAPITEL 2

Pathophysiologie und Therapie der Gerinnungsaktivierung bei Massivtransfusion

H. Böhrer und P. P. Nawroth

Definition der Massivtransfusion

Der Begriff der Massivtransfusion ist in der Literatur nicht einheitlich definiert. Am häufigsten werden folgende 3 Definitionsmöglichkeiten herangezogen:

1. Transfusion von mehr als einem Sollblutvolumen innerhalb von 24 h,
2. Transfusion von mehr als einem Sollblutvolumen innerhalb von wenigen Stunden,
3. Transfusion von mehr als der Hälfte des Sollblutvolumens mit einer Geschwindigkeit von mehr als 1,5 ml/kg/min.

Zusätzlich zu dieser unklaren Definition herrscht in der deutschen Literatur eine terminologische Verwirrung mit Wortschöpfungen wie Massentransfusion, Multitransfusion oder Polytransfusion.

Spektrum der Massivtransfusion

Bei einer notfallmäßigen Massivtransfusion außerhalb des Operationssaales oder der Intensivstation stehen häufig Probleme bei der Beschaffung von Blutprodukten, das Fehlen großlumiger intravenöser Zugangswege und der Mangel an kompetentem Personal im Vordergrund. Die quasi antizipierte Massivtransfusion im Operationssaal mit bereits vorhandenen Zugangswegen und angeschlossenem Rapid-infusion-System gibt dem transfundierenden Arzt hingegen genügend Spielraum, um sich konkret mit der Optimierung der Blutgerinnung zu beschäftigen.

Die Massivtransfusion selbst ist ein Geschehen, dem kausal unterschiedliche Mechanismen zugrunde liegen können. Eine Massivtransfusion kann erforderlich werden bei einem Polytrauma, bei einer Lebertransplantation, im Rahmen der extrakorporalen Zirkulation, bei einer systemischen Lysetherapie oder auch bei einer Verbrauchskoagulopathie. Die Pathophysiologie und die Therapie sind im Einzelfall stark abhängig von der Ursache der Blutung. Ein massivtransfundierter Patient mit einem rupturierten Bauchaortenaneurysma wird sich am schnellsten durch eine zügige Operation stabilisieren lassen. Der Patient, der sich notfallmäßig einer aortokoronaren Revaskularisierung unterzieht und bis zum Tag vor der Operation Azetylsalizylsäure eingenommen hat, wird – insbesondere wenn eine verlängerte Bypasszeit erforderlich sein sollte – hauptsächlich von der Gabe von Thrombozytenkonzentraten profitieren. Noch komplexer sind die Verhältnisse, wenn ein Patient mit Leberzirrhose im Rahmen einer Lebertransplantation massivtransfundiert werden muß und als Ausgangsparameter ein Quick-Wert von 21 %, ein Antithrombin-III-Wert von 24 % und eine Thrombozytenzahl von 33 000/µl vorlag. Um solche heterogenen Gruppen einzugrenzen, soll in der Folge auf die Massivtransfusion am Beispiel des Polytraumas eingegangen werden.

Gerinnungsveränderungen bei polytraumabedingter Massivtransfusion

Ursachen

- Verlust von Gerinnungspotential durch die Blutung,
- Dilutionskoagulopathie,
- Hyperkoagulabilität.

Beeinflussende Zusatzfaktoren

- Präexistente Gerinnungsstörungen (Vorerkrankung, Medikamente),
- Gabe von Dextran- oder Hydroxyäthylstärkelösungen,
- Hypothermie.

Blutungsbedingter Verlust von Gerinnungspotential

Beim polytraumatisierten Patienten führt die Blutung, die sowohl sichtbar nach außen oder auch nach innen z. B. in Körperhöhlen auftreten kann, zu einem Verlust von Gerinnungspotential. Somit liegt als unmittelbare Blutungsfolge ein primärer Verlust von Thrombozyten oder Gerinnungsfaktoren vor.

Dilutionskoagulopathie

Verdünnung von Thrombozytenzahl, Gerinnungsfaktoren und -inhibitoren durch:

- Volumensubstitution mit kristalloiden Lösungen,
- Volumensubstitution mit kolloidalen Lösungen,
- Transfusion von Erythrozytenkonzentraten.

Die Volumensubstitution beim Polytrauma erfolgt primär mit kristalloiden und kolloidalen Lösungen. Hieraus resultiert eine Verdünnung der zirkulierenden Thrombozyten, der Gerinnungsfaktoren und auch der Inhibitoren. Es entsteht eine Verdünnungskoagulopathie, die durch die Transfusion von Erythrozytenkonzentraten noch verstärkt wird, da auch hiermit keine gerinnungsaktiven Substanzen verabreicht werden.

Miller et al. berichteten 1971 über 21 amerikanische Verwundete aus dem vietnamesischen Da Nang [13]. Diese Patienten waren alle im Rahmen ihrer Erstversorgung mit Vollblutkonserven massivtransfundiert worden. Im Vordergrund der Gerinnungsproblematik stand die Verdünnung der Thrombozyten. Man hatte errechnet, daß nach Transfusion von ungefähr 15 Einheiten Vollblut eine Thrombozytenzahl von 60 000/µl erreicht sein müßte. Die Patienten verhielten sich nicht nach dem Rechenmodell, sondern erreichten erst nach Gabe von 25 Einheiten die

Schwelle von 60 000/μl. Miller et al. schlossen aus diesen Befunden, daß eine endogene Mobilisation von Thrombozyten erfolgen mußte.

Bestätigt wurden diese Befunde von der Gruppe um Counts, die eine ähnliche Reduktion der Thrombozytenzahl beobachten konnte [2]. Die 27 Traumapatienten dieser Studie erhielten ebenfalls Vollblut zur Massivtransfusion, wobei sich nur die Thrombozytenzahl mit zunehmender Transfusionsmenge reduzierte, während Gerinnungsfaktoren wie Faktor V, VII, VIII, X, XI, XII und Fibrinogen nur tendenzielle Veränderungen erkennen ließen. Somit sei bei Vollblutransfusion die Gabe von Frischplasmen unnötig.

Nachdem man auch in den USA dazu übergegangen war, hauptsächlich Erythrozytenkonzentrate statt Vollblut zu transfundieren, fanden Leslie u. Toy 1991, daß nach Transfusion von 12 Erythrozytenkonzentraten bei gleichzeitiger Gabe von kristalloiden Lösungen klinisch signifikante Änderungen von Prothrombinzeit (Quick) und partieller Thromboplastinzeit auftraten [12]. Sie empfahlen daher den Ersatz von Gerinnungsfaktoren nach einer Transfusion von 12 Erythrozytenkonzentraten. Eine klinisch signifikante Thrombozytopenie, die bei 50000 Thrombozyten/μl erreicht war, trat nach Transfusion von 20 Erythrozytenkonzentraten auf, so daß dann die Plättchengabe für erforderlich gehalten wurde.

3 Jahre zuvor hatte bereits die nordamerikanische Gruppe um Murray beschrieben, daß es bei Transfusion von Erythrozytenkonzentraten mit der Zunahme der Transfusionsmenge zu einer Reduktion der Gerinnungsfaktoren kommt [14]. Bei Messung der Faktoren V, VIII, IX und des Fibrinogens war das Fibrinogen am schnellsten abgefallen. Diese im Vergleich zu anderen Gerinnungsfaktoren relativ rasche Abnahme des Fibrinogenspiegels unter Massivtransfusion mit Erythrozytenkonzentraten wurde kürzlich von der finnischen Gruppe um Hiippala bestätigt [7].

Hyperkoagulabilität

Neben der Dilutionskoagulopathie und dem primären Verlust an Gerinnungspotential durch die Blutung kommt es beim Polytrauma zu einer dritten Veränderung im Gerinnungsbereich. Das Gewebstrauma führt zum Kontakt von Gewebsthromboplastin („tissue factor") mit plasmatischen Proenzymen. Nach Ausbildung des Tissue-factor-Faktor-VII-Komplexes entsteht Thrombin und schließlich Fibrin. Dieser Hyperkoagulabilität, die sehr rasch nach dem Polytrauma einsetzt, wurde erst in den 90er Jahren vermehrte Aufmerksamkeit geschenkt, wobei auch neueste Arbeiten diesen Phänomen bestätigen [5].

Neben der Aktivierung prokoagulatorischer Gerinnungsfaktoren kommt es dabei regelmäßig bereits in der Frühphase zu einem Abfall der Werte der Gerinnungsinhibitoren. Bereits 1981 konnten Seyfer et al. bei Patienten mit schwerem Trauma einen quasi regelhaften Abfall der Antithrombin-III-Spiegel beobachteten [19]. Dieser Abfall war eng vergesellschaftet mit dem Auftreten postoperativer thrombotischer Komplikationen, die bis zum Verlust von Extremitäten führen konnten. Nedorn et al. untersuchten die Antithrombin-III-Spiegel bei insgesamt 49 polytraumatisierten Patienten [15]. Sie fanden, daß die niedrigsten gemessenen Spiegel mit der höchsten Letalität bei diesem Patientengut korrelierten. Somit könnte der initial gemessene Antithrombin-III-Wert als Prädiktor des Outcome eine Rolle spielen.

Es stellt sich die Frage, ob der gemessene Abfall des Antithrombin-III-Spiegels allein mit der Dilution erklärbar ist, oder ob er auch einem Verbrauch von Inhibitorpotential zugeschrieben werden muß. Erfassen läßt sich ein Verbrauch von Inhibitoren mit Hilfe der Messung des Thrombin-Antithrombin-III-Komplexes. Lampl et al. konnten bei Polytraumatisierten Werte für den Thrombin-Antithrombin-III-Komplex messen, die den Normwert um den Faktor 100 übertrafen [10]. Somit repräsentiert der Antithrombin-III-Abfall einen über den Dilutionseffekt hinausgehenden Verbrauch von Antithrombin III.

Die Imbalanz im Gerinnungssystem zugunsten prokoagulatorischen Komponenten wird akzentuiert durch das Fehlen einer adäquaten fibrinolytischen Antwort. Englischsprachige Arbeiten sprechen von einem hypofibrinolytischen Zustand [8] oder von einer Suppression der Fibrinolyse [4] beim polytraumatisierten Patienten. Die Gruppe um Lampl und Seifried hingegen konnte eine gewisse Aktivierung der Fibrinolyse bei 20 polytraumatisierten Patienten nachweisen [9]. Erhöht waren in dieser Untersuchung aus Ulm sowohl die Fibrinogen- und Fibrinspaltprodukte als auch die D-Dimere.

Der Gesamtnettoeffekt der aufgeführten Hämostaseveränderungen in der Frühphase eines Polytraumas wird reflektiert durch das Auftreten einer Hyperkoagulabilität. Begünstigt werden damit lokale Thrombosen und eine generelle Thrombosierung im Bereich der kapillären Endstrecke, womit der Ausbildung von sog. „Schockorganen" Vorschub geleistet wird.

Zusatzfaktoren der Gerinnungsbeeinflussung

Die genannten Effekte werden beim polytraumatisierten Patienten häufig überlagert durch eine Vielzahl von Zusatzfaktoren, die jeweils eine unterschiedliche Wertigkeit aufweisen. Das Gerinnungssystem beeinflussende Vorerkrankungen des Patienten können eine wesentliche Rolle spielen, wenn beispielsweise bei Leberzirrhose mit Beginn des Polytraumas bereits ein niedriger Quick-Wert kombiniert mit einer ausgeprägten Thrombozytopenie vorliegt. Weiterhin kann sich eine chronische Medikamenteneinnahme negativ auswirken. Insbesondere Präparate, die Azetylsalizylsäure enthalten, können noch tagelang nach ihrem Absetzen klinisch bedeutsame Veränderungen der Thrombozytenaggregation hervorrufen.

Die Infusion größerer Mengen an Plasmaexpander wie Dextran oder Hydroxyäthylstärke bewirkt neben dem Dilutionseffekt spezifische Effekte auf die Blutgerinnung. Dextranlösungen verringern die Funktionsfähigkeit der Thrombozyten, wahrscheinlich durch Interaktionen mit der Funktion des Von-Willebrand-Faktors [1]. Die Infusion von Hydroxyäthylstärke kann die Von-Willebrand-Faktor-Ristocetin-Kofaktor-Aktivität deutlich reduzieren [11] und somit das Bild einer erworbenen Von-Willbrand-Erkrankung auslösen [3, 17].

In den letzten Jahren trat die Bedeutung der Hypothermie in den Vordergrund:

- Hypothermie ist ein Prädiktor einer schlechten Prognose [6].
- Hypothermie löst per se Gerinnungsstörungen aus [16, 20].
- Sogar eine mäßige Hypothermie von 35,0 °C erhöht die Transfusionsmenge deutlich [18].

Das Vorliegen einer Hypothermie bei Massivtransfusion muß nach den Daten von Ferrara et al. als Prädiktor einer schlechten Prognose angesehen werden [6]. Mehrere Studien konnten in den letzten Jahre nachweisen, daß Hypothermie per se einen deutlichen Effekt auf die Blutgerinnung ausübt [16, 20]. Erst kürzlich konnte die Gruppe um Schmied zeigen, daß bei der Implantation von Hüftendoprothesen bereits eine moderate Hypothermie von 35,0 °C den Blutverlust um etwa 500 ml steigert verglichen mit Patienten, die eine Körpertemperatur von 36,6 °C aufweisen [18]. Wenn man diese Daten auf Patienten mit Massivtransfusion extrapoliert, so kommt dem Faktor Hypothermie eine entscheidende Bedeutung zu.

Laborparameter

Sinnvolle Labordiagnostik zur Beurteilung der Gerinnungsstörung bei Massivtransfusion:

- Thrombozytenzahl,
- Quick-Wert
- PTT,
- Fibrinogen,
- Antithrombin III,
- Thrombin-Antithrombin-III-Komplex (TAT),
- D-Dimere.

Im Rahmen der Massivtransfusion lassen sich eine Vielzahl von hämostaseologisch bedeutsamen Laborparametern messen, wobei im Vordergrund nicht die Einzelmessung, sondern der zeitliche Verlauf der Werte steht. Die hämatologischen Daten geben neben Hämoglobinkonzentration und Hämatokrit Auskunft über die Thrombozytenzahl. Eine globale Einschätzung des Gerinnungsstatus ist mit Hilfe von Screeningtests wie Prothrombinzeit (Quick) und partieller Thromboplastinzeit möglich. Die Erfassung der Hämostase mittels Thrombelastogramm ist insbesondere dann hilfreich, wenn sie vor Ort, also beispielsweise im Operationssaal selbst, möglich ist. Als Einzelfaktoren lassen sich Fibrinogen, Faktor V oder Faktor VII messen. Zur Beurteilung des Inhibitorpotentials ist die Bestimmung von Antithrombin III, Protein C und Protein S hilfreich. Die Messung des Thrombin-Antithrombin-III-Komplexes (TAT-Komplex), D-Dimere und der Prothrombinfragmente F1 und F2 geben einen Anhalt für den Umsatz und Verbrauch im Gerinnungssystem. Speziellen Indikationen vorbehalten bleibt die Messung von α-2-Antiplasmin und Plasminogenaktivatorinhibitor 1 (PAI 1).

In praxi hängt die laboranalytische Diagnostik von der Dringlichkeit und der Geschwindigkeit der Massivtransfusion ab. Jegliche Labordiagnostik ist erschwert, wenn mit dem Rapid-infusion-System über einen gewissen Zeitraum bis zu 500 ml/min an Volumen substituiert wird. Gleichzeitig bedeutet ein solcher akuter Volumenumsatz, daß sich die gemessenen Laborparameter bei Erhalt der Werte bereits wieder deutlich geändert haben können. Somit handelt es sich um ein dynamisches Geschehen, bei dem Gerinnungsveränderungen per Intuition und Erfahrung antizipiert, erkannt und therapiert werden müssen.

Handelt es sich hingegen um eine geordnete Transfusion, die einen relativ gemäßigten Volumenersatz über die Zeitdauer von Stunden beinhaltet, so läßt sich eine Gerinnungsoptimierung anhand der gemessenen Parameter erzielen. Im Vordergrund steht hierbei die Bestimmung von Thrombozytenzahl, Quick-Wert, partieller Thromboplastinzeit, Fibrinogen und Antithrombin III. Da mit Hilfe dieser Parameter eine Differenzierung zwischen Dilution und Verbrauch nicht vorgenommen werden kann, ist die Messung von Zusatzparametern wie TAT-Komplex und D-Dimere hilfreich.

Therapie

- Beseitigung der Blutungsursache,
- „fresh frozen plasma“ (initiales Verhältnis zur Transfusion von Erythrozytenkonzentraten 1:4, später 1:2, evtl. 1:1),
- Thrombozytenkonzentrate (bei akuter Thrombozytopenie < 50 000/µl und vorher funktionstüchtigen Thrombozyten),
- Antithrombin-III-Substitution (bei Wert < 80 %),
- Fibrinogensubstitution (nur bei Wert < 75 mg/dl),
- sonstige Einzelfaktorensubstitution (nur bei nachgewiesenem Einzelfaktormangel, auch Faktor XIII),
- Prothrombinkomplexgabe (nur im Einzelfall bei persistierend niedrigem Quick-Wert).

Die Therapie besteht primär aus der Beseitigung der in der Regel vorhandenen Blutungsursache. Somit muß eine stillbare Blutung frühestmöglich operativ oder radiologisch interventionell angegangen werden. Eine zeitliche Verzögerung dieser primären Blutstillung kann einen Circulus vitiosus initiieren, der später nur schwer wieder zu durchbrechen ist.

Der Volumenersatz erfolgt primär mit kristalloiden Lösungen, die gefolgt werden von kolloidalen Volumenexpandern. Aufgrund ihrer inhärenten Wirkung auf das Gerinnungssystem könnten Dextran- oder Hydroxyäthylstärkelösungen Vorteile bei der Verhinderung der Hyperkoagulabilität bieten. Die Gabe von Vollblut ist heute nicht mehr üblich, so daß ausschließlich Erythrozytenkonzentrate zum Einsatz kommen. Die Gabe von Frischplasma wird häufig in Relation zur Transfusion von Erythrozytenkonzentraten gesehen. Zu Beginn würde man mit 4 Erythrozytenkonzentraten eine Frischplasmaeinheit verabreichen. Bei hohem Volumendurchsatz würde man dann auf ein Verhältnis von 2:1 übergehen, um nach dem Austausch mehrerer Sollblutvolumina schließlich eine Relation von 1:1 zu erzielen. Bei einer Massivtransfusion im Rahmen einer Lebertransplantation aufgrund einer Leberzirrhose beginnt man bereits initial mit einem Verhältnis von 1:1.

Wenn bei vorher funktionsfähigen Thrombozyten ihre Zahl den Grenzwert von 50 000/µl unterschreitet, muß mit der Gabe von Thrombozytenkonzentraten begonnen werden. Dieser Grenzwert ist variabel zu handhaben, insbesondere wenn die Thrombozytenfunktion vorgeschädigt ist oder wenn eine chronische Thrombozytopenie vorliegt. In den letzten Jahren hat die Bedeutung einer Substitution von Inhibitorpotential deutlich zugenommen. Im Gegensatz zu Ländern wie den USA ist es bei uns möglich, Antithrombin III als Konzentrat zu substituieren.

Möglicherweise ist es sinnvoll, bei Massivtransfusion einen Antithrombin-III-Wert von > 80 % anzustreben. Als weiterer Gerinnungsinhibitor wird demnächst ein Protein-C-Konzentrat zur Verfügung stehen.

Die am häufigsten notwendig werdende Einzelfaktorsubstitution im Rahmen der Massivtransfusion betrifft das Fibrinogen. Die Gabe sollte allerdings erst nach Messung des Spiegels erfolgen, wobei als Grenzwert 75 mg/dl gewählt werden kann. Eine sonstige Einzelfaktorgabe wird bei vorher intaktem Gerinnungssystem in den allermeisten Fällen unnötig sein und sollte nur bei nachgewiesenem Einzelfaktormangel durchgeführt werden. Eine besondere Bedeutung kommt hierbei der Messung und eventuellen Substitution von Faktor XIII zu. Die Gabe von Prothrombinkomplex (PPSB) sollte nur im Einzelfall bei persistierend niedrigem Quick-Wert erfolgen, wobei die Vorgabe von Antithrombin-III-Konzentrat sinnvoll erscheint.

Zu den flankierenden Maßnahmen bei der Massivtransfusion gehört wie oben angedeutet die Vermeidung einer Hypothermie. Hierzu zählt auch die aktive Wärmung des Patienten und die Transfusion warmer Konserven.

Zusammenfassend läßt sich kein allgemeingültiges Schema der Gerinnungstherapie bei Massivtransfusion formulieren: Die Therapie muß sich aufgrund der großen Variabilität der Ursachen und der Dynamik der Massivtransfusion immer individuell am Patienten orientieren.

Literatur

1. Aberg M, Hedner U, Bergentz SE (1979) Effect of dextran on factor VIII (antihemophilic factor) and platelet function. Ann Surg 189: 243–247
2. Counts RB, Haisch C, Simon TL, Maxwell NG, Heimbach DM, Carrico CJ (1979) Hemostasis in massively transfused trauma patients. Ann Surg 190: 91–99
3. Dalrymple-Hay M, Aitchison R, Collins P, Sekhar M, Colvin B (1992) Hydroxyethyl starch induced acquired von Willebrand's disease. Clin Lab Haematol 14: 209–211
4. Enderson BL, Chen JP, Robinson R, Maull KI (1991) Fibrinolysis in multisystem trauma patients. J Trauma 31: 1240–1246
5. Engelman DT, Gabram SGA, Allen L, Ens GE, Jacobs LM (1996) Hypercoagulability following multiple trauma. World J Surg 20: 5–10
6. Ferrara A, MacArthur JD, Wright HK, Modlin IM, McMillen MA (1990) Hypothermia and acidosis worsen coagulopathy in the patient requiring massive transfusion. Am J Surg 160: 515–518
7. Hiippala ST, Myllylä GJ, Vahtera EM (1995) Hemostatic factors and replacement of major blood loss with plasma-poor red cell concentrates. Anesth Analg 81: 360–365
8. Kapsch DN, Metzler M, Harrington M, Mitchell FL, Silver D (1984) Fibrinolytic response to trauma. Surgery 95: 473–478
9. Lampl L, Bock KH, Hartel W, Helm M, Tisch M, Seifried E (1992) Hämostasestörungen nach Polytrauma. Zum Ausmaß der körpereigenen fibrinolytischen Aktivität während der präklinischen Phase. Chriurg 63: 305–309
10. Lampl L, Seifried E, Tisch M, Helm M, Maier B, Bock KH (1992) Hämostasestörungen nach Polytrauma – Zum Verhalten physiologischer Gerinnungsinhibitoren während der präklinischen Phase. Anästhesiol Intensivmed Notfallmed Schmerzther 27: 31–36
11. Lazarchick J, Conory JM (1995) The effect of 6 % hydroxyethyl starch and desmopressin infusion on von Willebrand factor: ristocetin cofactor activity. Ann Clin Lab Sci 25: 306–309
12. Leslie SD, Toy PTCY (1991) Laboratory hemostatic abnormalities in massively transfused patients given red blood cells and crystalloid. Am J Clin Pathol 96: 770–773

13. Miller RD, Robbins TO, Tong MJ, Barton SL (1971) Coagulation defects associated with massive blood transfusion. Ann Surg 174: 794–801
14. Murray DJ, Olson J, Strauss R, Tinker JH (1988) Coagulation changes during packed red cell replacement of major blood loss. Anesthesiology 69: 839–845
15. Nedorn E, Wosegien F, Kemmler G (1991) Antithrombin III and early prognosis in polytraumatized patients: A pilot study. Klin Wochenschr 69: 817
16. Rohrer MJ, Natale AM (1992) Effect of hypothermia on the coagulation cascade. Crit Care Med 20: 1402–1405
17. Sanfelippo MJ, Suberviola PD, Geimer NF (1987) Development of a von Willebrand-like syndrome after prolonged use of hydroxyethyl hetastarch. Am J Clin Pathol 88: 653–655
18. Schmied H, Kurz A, Sessler DI, Kozek S, Reiter A (1996) Mild hypothermia increases blood loss and transfusion requirements during total hip arthroplasty. Lancet 347: 289–292
19. Seyfer AE, Seaber AV, Dombrose FA, Urbaniak JR (1981) Coagulation changes in elective surgery and trauma. Ann Surg 193: 210–213
20. Staab DB, Sorensen VJ, Fath JJ, Raman SB, Horst HM, Obeid FN (1994) Coagulation defects resulting from ambient temperatur einduced hypothermia. J Trauma 36: 634–638, 1994

KAPITEL 3

Perioperative Betreuung von Patienten mit Protein-Z-Mangel

B. KEMKES-MATTHES, P. P. NAWROTH und K. J. MATTHES

Einleitung

Protein Z ist ein Vitamin-K-abhängiges Protein, das in der Leber synthetisiert wird. Die Erstbeschreibung von bovinem Protein Z erfolgte 1977 durch Prowse u. Esnouf [14], humanes Protein Z wurde 1984 von Broze u. Miletich [1] gereinigt bzw. charakterisiert.

Protein Z hat ein mittleres MG von 50 000 D, die Halbwertszeit beträgt 2–3 Tage [12], die mittlere normale Plasmakonzentration 2900 ± 1000 µg/l. Die komplette Aminosäurensequenz des Proteins wurde von Sejima et al. [13] sowie von Ichinose et al. [5] beschrieben. Die physiologische Funktion war unbekannt, bis 1991 Hogg u. Stenflo [3, 4] beobachteten, daß Thrombin in Gegenwart von Protein Z in einer Ca^{2+}-abhängigen Reaktion an Phospholipidoberflächen ankoppelt, jedoch nicht in Abwesenheit von Protein Z. Protein Z fungiert somit als „Lokalisationsfaktor" für Thrombin mit dem Ziel, Thrombin am Ort der Gefäßverletzung zu halten bzw. vor dem Abdiffundieren ins strömende Blut zu schützen. Diese Funktion erscheint auch dringend notwendig, da bei der Aktivierung von Prothrombin zu Thrombin die Ca-haltige Domäne abgespalten wird und Thrombin somit nicht mehr wie andere Vitamin-K-abhängige Gerinnungsfaktoren an negativ geladene Oberflächen binden kann.

Bei Mangelzuständen von Protein Z ist folglich eine Blutungsneigung zu erwarten, da das entstehende Thrombin nicht an der Stelle der Endothelverletzung lokalisiert werden kann. Umgekehrt ist allerdings auch eine Thromboseneigung oder eine Neigung zur allgemeinen Gerinnungsaktivierung denkbar, da Thrombin nicht am Ort der Endothelverletzung „festgehalten" wird, sondern ins strömende Blut abdiffundiert.

Methode

ELISA: Protein-Z-Antigentest, Diagnostika Stago, Frankreich.

Klinische Daten

Patienten mit Blutungsneigung

Im Rahmen unserer Gerinnungsambulanz wurden in den letzten 3 Jahren bei allen Patienten mit Blutungsneigung unklarer Genese Protein-Z-Bestimmungen durchgeführt [6]. Ausgeschlossen wurden zuvor: plasmatisch bedingte Gerin-

Tabelle 1. Protein-Z-Mangel

Klinische Form der Blutungsneigung	Häufigkeit [%]
Rumpel-Leede-Test positiv	83
Hämatomneigung	61
Postoperative Blutung	50
Verstärkte Blutung nach Trauma	40
Blutung nach Zahnextraktion	31
Epistaxis	17
Petechien	13

nungsstörungen, Von-Willebrand-Jürgens-Syndrom, Thrombopenie bzw. -pathie, Einnahme oraler Antikoagulanzien und aggregationshemmender Medikamente sowie Lebererkrankungen.

Die klinische Form der Blutungsneigung bei den untersuchten Patienten ist in Tabelle 1 dargestellt. Auffallend war insbesondere bei der überwiegenden Anzahl der Patienten ein positiver Rumpel-Leede-Test sowie Hämatomneigung. 50 % der operierten Patienten hatten intra- bzw. postoperative Blutungen erlitten, die in den meisten Fällen zu Reoperationen oder zur Gabe von Bluttransfusionen geführt hatten.

Bei 2/3 der Patienten mit Blutungsneigung unklarer Genese konnten im Vergleich zum Normalkollektiv verminderte Protein-Z-Werte gemessen werden (Abb. 1). Neben den Erwachsenen mit Blutungsneigung konnten inzwischen auch Kinder mit Blutungsneigung unklarer Genese und Protein-Z-Verminderung beobachtet werden [11].

Eine typische Anamnese für Protein-Z-Mangelpatienten ist im folgenden gestellt:

Fallbeispiel:
F. H., männlich, geb. 20. 12. 1926

1991 laparoskopische Cholezystektomie, schwere Nachblutung,
1994 Operation Narbenhernie, schwere Nachblutung,
1995 TUR Prostata, Nachoperation wegen Blutungen.

+ Hämatomneigung,
+ Epistaxis,
+ Nachblutung nach Schnittverletzungen,
+ Nachblutungen nach Operationen,
+ familiär gehäufte Blutungsneigung.

Blutungszeit verlängert: 10 min, 30 s, Rumpel-Leede-Test negativ.

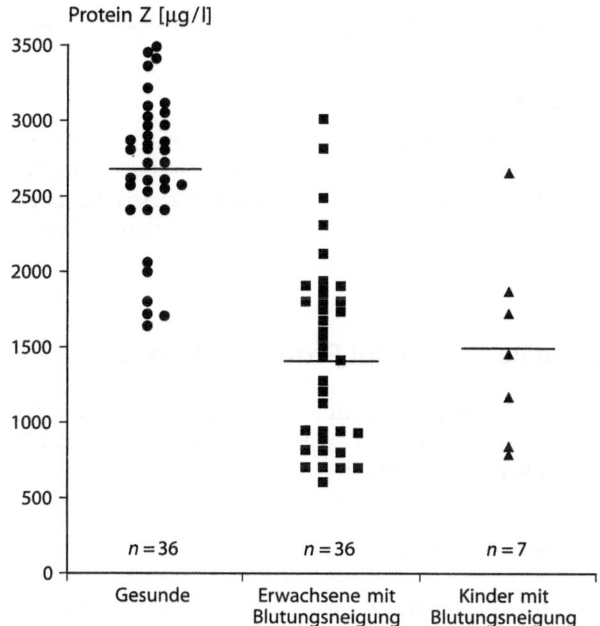

Abb. 1. Protein Z bei Patienten mit Blutungsneigung unklarer Genese

Ausgeschlossen werden konnte:

- plasmatisch bedingte Gerinnungsstörung,
- Thrombopenie bzw. -pathie,
- Von-Willebrand-Jürgens-Syndrom.

Protein Z: 1020 µg/l.

Verminderte Protein-Z-Werte wurden familiär gehäuft beobachtet [10], über die Art der Vererbung ist bisher jedoch noch keine Aussage möglich, da die bisher untersuchten Familien relativ klein sind.

Patienten mit Lebererkrankungen/Patienten unter oraler Antikoagulanzientherapie

Protein-Z-Verminderungen wurden außer bei Patienten mit Blutungsneigung unklarer Genese auch bei Patienten mit schweren Lebererkrankungen gefunden, wobei die strenge Korrelation zwischen Protein Z und traditionellen „Leberproteinsyntheseparametern“ wie sCHE und Präalbumin ein indirekter Hinweis dafür ist, daß das Protein Z ausschließlich hepatisch synthetisiert wird [7].

Bei Patienten unter oraler Antikoagulanzientherapie fällt auf, daß die Protein-Z-Spiegel deutlicher vermindert sind als die der übrigen Vitamin-K-abhängigen Faktoren [9, 12]. Dies überrascht insbesondere, da die Protein-Z-Bestimmung bisher ausschließlich als Antigenmessung möglich ist. Die unterschiedliche Verminderung der einzelnen Vitamin-K-abhängigen Faktoren unter oraler Antikoagulanzientherapie läßt an eine unterschiedliche Regulation dieser Faktoren denken (Abb. 2).

Patienten mit Kumarinnekrosen

Auffallend in diesem Zusammenhang ist weiterhin, daß Patienten mit vermindertem Protein Z offenbar ein erhöhtes Risiko haben, eine hämorrhagische Kumarinnekrose zu erleiden [8]. Von 5 Patienten mit z. T. schwerst hämorrhagischer Nekrose (Abb. 3) konnten wir 4 Patienten mit vermindertem Protein Z finden (Tabelle 2).

Perioperative Betreuung von Patienten mit Protein-Z-Mangel

Eine gezielte Therapie des Protein-Z-Mangels ist nicht möglich. Allerdings sind sowohl in PPSB-Konzentraten als auch in FEIBA den Faktoren II, VII, IX und X vergleichbare Konzentrationen an Protein Z enthalten.

Tabelle 2. Protein Z bei Patienten mit Kumarinnekrose

Patient Nr. Geschlecht	Alter (Jahre)	Protein Z [μg/l]	Gerinnungsdefekt
1 m	43	1082	Protein-S-Mangel
2 w	19	700	Protein-S-Mangel
3 w	35	820	Protein-S-Mangel
4 w	46	3032	–
5 w	34	1700	Protein-C-Mangel

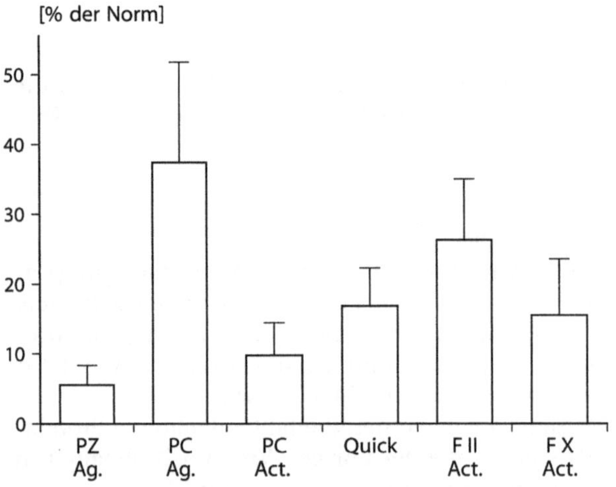

Abb. 2. Protein Z im Vergleich zu anderen Gerinnungsproteinen unter oraler Antikoagulanzientherapie bei 14 Patienten

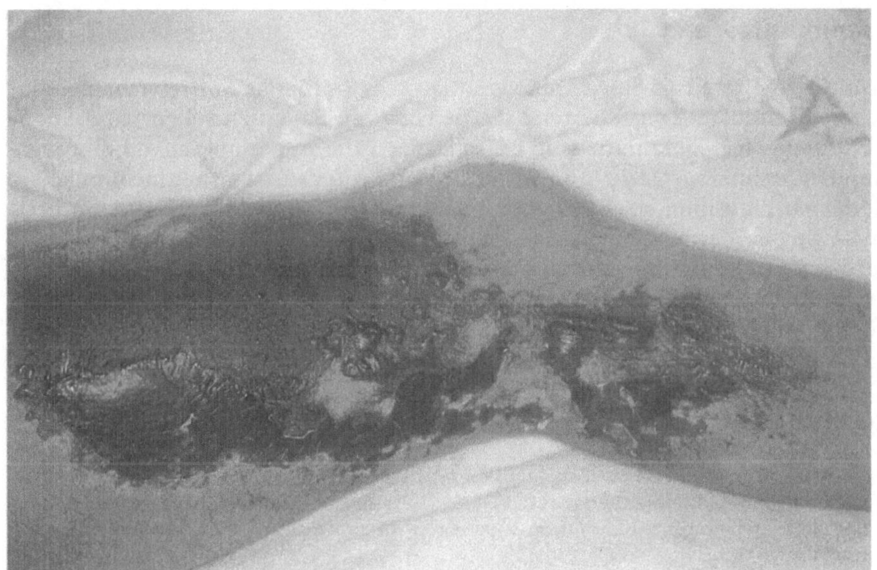

Abb. 3. Schwer hämorrhagische Kumarinnekrose bei einem Patienten mit Protein-Z-Mangel

Protein-Z-Gehalt:

- in PPSB-Konzentraten:
  - 70 µl/ml [2],
  - 220 µg/ml,
- in FEIBA:
  - 75 µl/ml.

Greten et al. [2] behandelten erstmals eine Patientin mit anamnestisch schweren ungerklärten Blutungskomplikationen mit PPSB-Konzentrat und beschrieben danach

- Anstieg des Protein-Z-Spiegels,
- negativen Rumpel-Leede-Test (vor Substitution positiv),
- Verkürzung der Blutungszeit,
- Normalisierung der Hämostase.

Aus den dargestellten Ergebnissen und Erfahrungen leiten wir folgende *Empfehlungen zur perioperativen Behandlung von Protein-Z-Mangelpatienten* ab:

- Chirurgen/Anästhesisten informieren!
- Aggregationshemmende Substanzen meiden.
- Heparin??
- Im Notfall: PPSB- oder FEIBA-Gabe.

Versuch, Blutungsrisiko abzuschätzen über:

- Anamnese inkl. Familienanamnese.
- Höhe des Protein-Z-Spiegels,
- Blutungszeit?
- Rumpel-Leede-Test.

Zusammenfassung

Verminderte Protein-Z-Spiegel sind ein Risikofaktor für das Auftreten hämorrhagischer Komplikationen. Während die betroffenen Patienten selten unter Spontanblutungen leiden, kommt es in ca. 50 % der Fälle zu perioperativen Blutungskomplikationen. Eine gezielte Substitution von Protein Z ist bisher nicht möglich. Bei kleinen Eingriffen erscheint aber eine Aufklärung von Chirurgen/Anästhesisten sowie das Vermeiden zusätzlich blutungsfördernder Medikamente wie z. B. Aggregationshemmer ausreichend. Bei Patienten mit schwerer Blutungsanamnese, sehr niedrigen Protein-Z-Spiegeln oder starken Blutungen unter der Operation sollten PPSB-Konzentrate oder FEIBA substituiert werden.

Literatur

1. Broze GJ, Miletisch JP (1984) Human protein Z. J Clin Invest 73: 933–938
2. Greten J, Kemkes-Matthes B, Nawroth PP (1995) Prothrombin complex concentrate contains protein Z and prevents bleeding in a patient with protein Z deficiency (letter). Thromb Haemostas 73(3): 992–993
3. Hogg PJ, Stenflo J (1991) Interaction of human protein Z with thrombin: Evaluation of the spezies difference in the interaction between bovine and human protein Z and thrombin. Biochem Biophys Res Commun 178: 801–807
4. Hogg PJ, Stenflo J (1991) Interaction of vitamin K-dependent protein Z with thrombin. Consequences for the amidolytic activity of thrombin and the interaction of thrombin with phospholipid vesicles. J Biol Chem 266: 10 953–10 958
5. Ichinose A, Takeya H, Espling E, Iwanaga S, Kisiel W, Davie EW (1990) amino acid sequence of human protein Z, a vitamin K-dependent plasma glycoprotein. Biochem Biophys Res Commun 172: 1139–1144
6. Kemkes-Matthes B, Matthes KJ (1995) Protein Z deficiency: a new cause of bleeding tendency. Thromb Res 79: 49–55
7. Kemkes-Matthes B, Matthes KJ (1995) Protein Z, a new haemostatic factor, in liver diseases. Haemostasis 25: 312–316
8. Kemkes-Matthes B, Matthes KJ (1995) Lowered protein Z level – an additionel risk factor for haemorrhagic skin necrosis. Ann Hematol 70 (Suppl I): A74
9. Kemkes-Matthes B, Matzdorff A, Matthes KJ (1995) Extremely low protein Z levels under oral anticoagulant treatment. Ann Hematol 70 (Suppl I): A57
10. Kemkes-Matthes B, Matzdorff A, Matthes KJ (1996) Blutungskomplikationen bei Protein Z Mangel. In: Scharrer I, Schramm W (Hrsg) 25. Hämopholie-Symposion, Hamburg 1994. Springer, Berlin Heidelberg, S 396–400
11. Kemkes-Matthes B, Matthes KJ, suttor AH (im Druck) Protein Z bei Kindern mit Blutungsereignissen unklarer Genese – erste klinische Daten. 26. Hämophilie-Symposion, Hamburg 1995
12. Miletich JP, Broze GJ Jr (1987) Human plasma protein Z antigen: Range in normal subjects and effect of warfarin therapy. Blood 69: 1580–1586
13. Sejima H, Hyashi T, Deyashiki Y, Nishiola J, Suzuki K (1990) Primary structure of vitamin K-dependent human protein Z. Biochem Biophys Res Commun 171: 661–668
14. Prowse VC, Esnouf MP (1977) The isolation of a new warfarin-sensitive protein from bovine plasma. Biochem Soc Transfus 5: 255–256

KAPITEL 4

Die PCR als Sicherheitsprüfung bei der Herstellung von Plasmapräparaten

R. Schosser, G. Zerlauth und F. Dorner

Sicherheit durch Plasmaqualität und validierte Herstellungsverfahren

Die Qualität des Plasmas als Rohstoff und Ausgangsmaterial sowie die Virusabreicherungs- und -inaktivierungsmethoden im Rahmen des Herstellungsverfahrens waren und sind „tragende Säulen" der Infektionssicherheit von Plasmapräparaten. Das Spender- und Plasmascreening wurde in der Vergangenheit stetig verbessert und hat heute einen Stand erreicht, bei dem die Inzidenz HIV-positiver Spenden bei ca. 1 : 300 000 und die Inzidenz HBV- und HCV-positiver Spenden bei ca. 1 : 100 000 liegt [28, 30]. Positiv getestete Plasmen werden verworfen, und als infiziert erkannte Spender werden dauerhaft von der Plasmaspende ausgeschlossen.

Die bekannten Virusabreicherungs- und inaktivierungsmethoden wurden ebenfalls optimiert [2, 6, 7]. Die behördlichen Mindestanforderungen an die Virusabreicherungs-/-inaktivierungskapazität des Herstellungsverfahrens (sog. Gesamtreduktionsfaktor) betragen 10 Log-Stufen für behüllte und 6 Log-Stufen für unbehüllte Viren [22]. Tatsächlich lassen sich durch präparatespezifische Optimierung und Kombination mehrerer Verfahren Gesamtreduktionsfaktoren von weit über 10, z. T. sogar über 20 Log-Stufen für behüllte Viren [6] und bis zu 10 Log-Stufen für unbehüllte Viren [2] erreichen (Tabelle 1).

Methodische Grenzen herkömmlicher Maßnahmen

Da die herkömmlichen Methoden des Spenderscreenings vorwiegend auf dem Antikörpernachweis beruhen (z. B. HCV, HIV), kann die Viruskontamination einer Plasmaspende während des diagnostischen Fensters, d. h. dem Zeitraum zwischen Infektion und Serokonversion, nicht erkannt werden. Außerdem gibt es vereinzelt Virusträger, die z. B. gegen HCV keine nachweisbaren Antikörper bilden. Beim direkten Antigennachweis, z. B. HBsAg, sind die herkömmlichen Nachweismethoden nicht immer sensitiv genug, um einen Virusträger mit Sicherheit identifizieren zu können [24]. In seltenen Fällen können falsch-negative Ergebnisse auch durch Bestimmungsfehler (Spezifität des Tests) oder durch menschliches Versagen (z. B. Probenverwechslung) auftreten. Eine Virusbelastung des Plasmapools kann daher mit keiner dieser Testmethoden völlig ausgeschlossen werden [4, 18], so daß die Virusmenge im Pool letztendlich unbekannt bleibt.

Tabelle 1. Gesamtreduktionsfaktoren für einzelne Plasmapräparate nach CPMP-Richtlinien. *FSMEV* Frühsommermeningoenzephalitisvirus (Flavivirus, Einzelstrang-RNS, behüllt, Modellvirus für HCV); *PRV* Pseudorabiesvirus (Herpesvirus, Doppelstrang-DNS, behüllt); *ERV* „equine rhinovirus type 1" (Picornavirus, Einzelstrang-DNS, unbehüllt). Die Zahlen für HAV beziehen sich nur auf die Dampfbehandlung bzw. das Hollemann-Verfahren

Präparat	Modellviren				
	HIV-1	FSMEV	PRV	ERV	HAV
IMMUNATE STIM plus	>16,4	>18,5	12,8	>11,5	5,8
IMMUNINE STIM plus	>22,9	>27,8	>18,3	>14,5	>10,3
Feiba S-TIM 4	>15,5	>17,5	>19,5	>16,9	>10,2
Faktor VII S-TIM 4	>15,6	>15,8	>17,6	>18,0	>8,9
Prothromplex S-TIM 4	>15,6	>14,1	>16,5	>16,5	>8,7
Tissucol	>10,9	>8,3	>11,3	>7,7	>6,2
AT III	>13,3	>10,3	>14,6	>13,0	>5,4
Endobulin	19,7	20,7	19,0	24,6	-

Wirkungsvolle Virusabreicherungs- und Virusinaktivierungsverfahren tragen dazu bei, daß evtl. vorhandene Viren eliminiert bzw. denaturiert werden. Allerdings läßt sich die Kapazität dieser Verfahren nicht beliebig steigern, da mit steigender Aggressivität des Verfahrens einerseits die Ausbeute empfindlicher Proteine, wie z. B. der Gerinnungsfaktoren, sinkt und andererseits die Gefahr einer Beeinträchtigung der molekularen Integrität steigt.

Sporadische Infektionsübertragungen als Restrisiko

Die Erfahrung hat gezeigt, daß Plasmapräparate, die aus qualitativ hochwertigem Ausgangsplasma mit validierten Virusinaktivierungsverfahren hergestellt wurden, grundsätzlich sicher sind. Dennoch wurden vereinzelte Serien von Infektionsübertragungen beobachtet [1, 3, 23, 27] (Tabelle 2). In den meisten Fällen gelang es verschiedenen Arbeitsgruppen, mit der PCR-Methoden in den inkriminierten Chargen Genommaterial der übertragenen Viren nachzuweisen [4, 15–18, 21, 23, 25, 27, 29, 31–33]. Als Ursache der Viruskontamination werden zwei Möglichkeiten diskutiert, nämlich eine hohe Virusbelastung im Plasmapool, durch die die Kapazität des Virusinaktivierungsverfahrens überfordert war, und/oder ein technisches oder menschliches Versagen im Herstellungsprozeß.

Aus der Tatsache, daß in allen untersuchten Chargen, bei denen eine Infektionsübertragung stattfand, Virusgenome mittels PCR nachweisbar waren, läßt sich ableiten, daß – im Falle einer signifikanten Viruskonzentration – die Viruskontamination mit großer Wahrscheinlichkeit hätte erkannt werden können, wenn im Plasmapool bzw. im Rahmen der In-Prozeß-Kontrollen eine PCR-Testung stattgefunden hätte [19, 20].

Tabelle 2. Chargenspezifische Übertragungen von HIV, HBV und HCV durch Plasmapräparate im Zeitraum 1990–1995

Präparat	Virusabreicherungs-/ Virusinaktivierungs-verfahren	Über-tragenes Virus	Zeitraum	Zahl der betroffenen Patienten	Literatur
PPSB	β-Propiolakton, UV	HIV	1990	11	[16, 17]
PPSB	Pasteurisierung	HBV	1994	>30	[1, 15, 18]
i. v.-γ-Globulin	Cohn-Fraktionierung	HCV	1993–94	>200	[3, 21, 23, 32]

PCR-Methode: Quantensprung in der molekularbiologischen Diagnostik

Die PCR („polymerase chain reaction") wurde von K. Mullis erstmals beschrieben [26] und ermöglicht in kurzer Zeit eine millionenfache Replikation von kurzen DNS-Sequenzen im Reagenzglas. K. Mullis erhielt für die Entdeckung der PCR-Methode den Nobelpreis 1993. Durch Erhitzung wird die DNS in ihre beiden Einzelstränge aufgetrennt. Dann kann sich ein sog. Primer, d. h. ein Oligonukleotid mit ca. 20 Basen, dessen Komplementärsequenz exakt zu dem gesuchten DNS-Abschnitt paßt, anlagern. Für einen DNS- oder RNS-Abschnitt von 20 Basenpaaren gibt es $4^{20}/2 = 5 \cdot 10^{11}$ Möglichkeiten, die 4 verschiedenen Nukleotide in einer Sequenz anzuordnen, von denen aber nur eine exakt zur Primerbindungsstelle der Zielsequenz paßt. Dadurch wird eine extrem hohe Spezifität erreicht, d. h. die Ziel-DNS kann unter vielen DNS-Molekülen bzw. -Abschnitten sicher erkannt werden. Nach Anlagerung des Primers wird der komplementäre DNS-Abschnitt durch eine hitzeresistente DNS-Polymerase synthetisiert. Damit wird die Duplizierung eines kurzen Abschnitts der Ziel-DNS erreicht.

Alle für diese Reaktionen notwendigen Reagenzien werden vor Beginn des ersten Amplifikationszyklus zugegeben, die Steuerung der Reaktionsschritte erfolgt nur durch Temperaturänderungen in einem sog. Thermocycler. Ein Amplifikationsschritt verdoppelt die Menge der Ziel-DNS, und nach 35 Zyklen ist die Menge der Ausgangs-DNS um den Faktor 10^9 vermehrt worden. Auf diese Weise läßt sich aus einem einzigen Genom im Probenansatz soviel DNS gewinnen, daß ein Nachweis mit konventionellen Methoden gelingt. Die PCR hat daher nicht nur eine extrem hohe Spezifität, sondern auch eine mit konventionellen Methoden unerreichbare Sensitivität. Genome, die aus RNS bestehen, können ebenfalls mit der PCR amplifiziert werden, wenn vorher mittels der reversen Transkriptase eine komplementäre DNS-Kopie (cDNS) angefertigt wird. Somit eignet sich die PCR zum Nachweis kleinster Mengen von DNS- und RNS-Viren.

PCR-Methode: Probleme bei der Anwendung als Sicherheitstest für Plasmapräparate

Trotz des genial einfachen Prinzips ist es extrem schwierig, in der Praxis zuverlässige PCR-Ergebnisse zu erhalten. Einige Fehlerquellen sind in Tabelle 3 aufgeführt. Wie schwierig die PCR in der praktischen Handhabung ist, hat ein Ringversuch zum Nachweis von HCV-RNS gezeigt, bei dem nur ca. 15 % aller Probenpanels von den beteiligten Labors richtig analysiert wurden [34]. Auch ein zweiter Ringversuch, an dem dieselben Labors teilnahmen, erbrachte keine substantielle Verbesserung der Ergebnisse [5].

Soll die PCR im Rahmen der Qualitätskontrolle von Plasmapräparaten sinnvoll eingesetzt werden, ist es notwendig, daß die potentiellen Fehlerquellen eliminiert werden, um möglichst verläßliche Resultate zu erzielen. Im Vordergrund steht dabei die Vermeidung von falsch-negativen und falsch-positiven Ergebnissen. Bei einem falsch-negativen Ergebnis würde Ausgangsmaterial, dessen Virusbelastung einen bestimmten Grenzwert überschreitet, nicht erkannt werden und in den Produktionsprozeß gelangen. Bei einem falsch-positiven Ergebnis würde nicht virusbelastetes Ausgangsmaterial fälschlicherweise verworfen bzw. vernichtet werden, was gleichbedeutend ist mit der Verschwendung von teuren und wertvollen Ressourcen. Beide Möglichkeiten sind in einem Gesundheitssystem, in dem einerseits die Patientensicherheit und andererseits die Ökonomie der Behandlungskosten zu den Leitmaximen zählen, nicht akzeptabel.

Nicht zuletzt muß die PCR bei der Herstellung von Plasmapräparaten im industriellen (Groß-)Maßstab anwendbar sein, d. h. Ergebnisse von bestmöglicher Genauigkeit und Präzision bei hohem Probendurchsatz zu ökonomisch tragbaren Kosten liefern.

Tabelle 3. Häuige Fehlerquellen bei der PCR-Methode

Fehlerquelle	Beeinflußt das Ergebnis in Richtung falsch-positiv	falsch-negativ
Kontamination der Probe mit Ziel-DNS	X	
Primer-Mismatch (Primer bindet nicht an der Zielsequenz, sondern an einer anderen DNS-Sequenz; Ursache ist meist falsche Selektion der Primer)	X	
Falsches Handling der Probe (Lagerdauer, Tempeaturbedingungen, mehrfaches Auftauen)		X
Inhibition der PCR durch Probenbestandteile (z. B. Heparin)		X

IQ-PCR-Testsystem: Zuverlässige Ergebnisse durch umfassende Qualitätssicherung

Das IQ-PCR-Testsystem („IMMUNO quality assured polymerase chain reaction") besteht aus einer Abfolge von mehreren Methoden (Abb. 1): Ultrazentrifugation, Extraktion der Nukleinsäuren, reverse Transkription der RNS in cDNS (im Fall von RNS-Viren), Amplifikation der DNS mittels PCR und schließlich die Detektion des Amplifikates. Jede dieser Methoden muß sorgfältig ausgewählt, optimiert und auf den Gesamtablauf des Testsystems abgestimmt werden. Besonderheiten beim Herstellungsprozeß von Plasmapräparaten, z. B. das Vorkommen von PCR-inhibierenden Substanzen wie Heparin, müssen unbedingt bei der Methodenauswahl berücksichtigt werden.

Das Problem der Rückwärtskontamination innerhalb des PCR-Labors läßt sich nur durch eine aufwendige bauliche und technische Ausstattung sowie geeignete organisatorische Maßnahmen vermeiden. Die einzelnen Schritte der IQ-PCR, d. h. die Vorbereitung der Reagenzien („master mix"), die Extraktion („pre-PCR"), die Amplifikation („PCR") und die Detektion („post-PCR") werden in geographisch getrennten Labors mit eigener Klimaanlage durchgeführt, die nur über Doppelkammerschleusen zugänglich sind. Beim Betreten der Labors muß die Kleidung komplett gewechselt werden. Alle Arbeiten werden an Laminarflow-Arbeitsplätzen durchgeführt. Der Datenaustausch erfolgt über ein Computernetzwerk. Zusätzlich werden die Labors über Nacht mit Ultraviolettlicht bestrahlt, das Nukleinsäuren zerstört.

Besonders wichtig für zuverlässige Ergebnisse sind die Ausbildung und das Training des Fachpersonals. Die Ausbildung umfaßt zunächst ein 3monatiges Methodentraining, anschließend muß ein Testpanel analysiert werden. Nach dieser Prüfung müssen die Trainees weitere 2 Monate unter Aufsicht reale Proben testen, bevor sie selbständig arbeiten dürfen. In einer weiteren Phase von 3 Monaten werden sie in die Interpretation der Resultate eingewiesen. Insgesamt dauert die testsystemspezifische Ausbildung des Fachpersonals 8 Monate. Es ist offensicht-

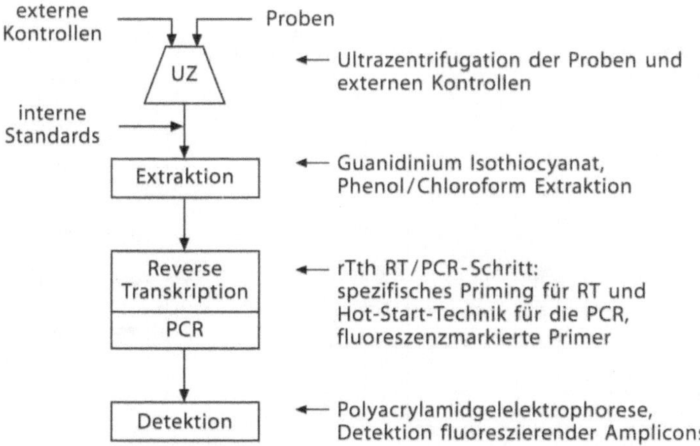

Abb. 1. Methoden des IQ-PCR-Testsystems für RNS-Viren (inkl. reverse Transkription)

lich, daß eine derartige Ausbildung sehr kostenintensiv ist, da während der Trainingsphase nicht nur Zeit, sondern auch teure Reagenzien investiert werden müssen, um die erforderliche hohe Qualifikation der Mitarbeiter zu erreichen.

Weitere wichtige Aspekte der IQ-PCR sind die Standardisierung und der Vergleich mit externen Referenzzentren. Da bisher von den internationalen Standardisierungskommissionen kein verbindliches PCR-Protokoll existiert, wurde die IQ-PCR durch interne Arbeitsanleitungen („standard operating procedures") standardisiert, die bei den Zulassungsbehörden hinterlegt sind. Um die Qualität der Ergebnisse auch im internationalen Vergleich sicherzustellen, nimmt das IQ-PCR-Labor ständig an Ringversuchen und Testpanels mit Referenzzentren in aller Welt teil und hat dabei stets sehr gute Ergebnisse erzielt.

Prinzip der internen Standards als innovativer Beitrag zur Qualitätssicherung der PCR

Ein entscheidender Schritt zur Qualitätssicherung der PCR war die Verwendung interner Standards. Das Prinzip der internen Standards ist die Schlüsseltechnologie für die globale Prozeßkontrolle des IQ-PCR-Testsystems. Darüber hinaus dienen die internen Standards gleichzeitig als Kalibratoren für die Quantifizierung der Ergebnisse [9, 11, 12, 14].

Bei den internen Standards handelt es sich um Nukleotidsequenzen (DNS oder RNS), die nahezu identisch mit den Nukleotidsequenzen der gesuchten Viren sind. Im Gegensatz zur Wildtypsequenz (d. h. der natürlich vorkommenden Sequenz im Virusgenom) wurden die Standards gentechnisch so verändert, daß 7–12 Basenpaare hinzugefügt (Insertion, „langer" Standard) oder entfernt wurden (Deletion, „kurzer" Standard). Die Primerbindungsstelle ist jedoch bei beiden Standards identisch mit jener der Wildtypsequenz.

Diese Standards werden jeder Probe zu Beginn der Extraktion zugefügt und im Testablauf koextrahiert, koamplifiziert und kodetektiert (Abb. 2). Auf diese Weise

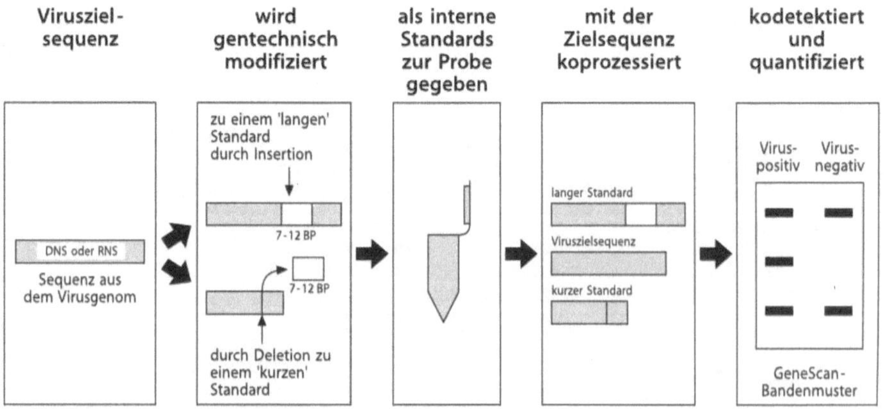

Abb. 2. Prinzip der internen Standards (*BP* Basenpaare)

wird das IQ-PCR-Testsystem durch interne Standardmoleküle global über alle Einzelschritte kontrolliert. Jeder Arbeitsschritt und jedes Ereignis im Testablauf wirkt gleichermaßen auf die gesuchte Wildtyp-DNS bzw. -RNS und auf die Standards ein. Abweichungen und Fehler können so sicher erkannt und durch Wiederholung des Tests eliminiert werden. Da die Standards in bekannten Konzentrationen zugegeben werden, kann die Menge der Wildtyp-DNS bzw. -RNS quantifiziert werden.

Die Primer sind mit einem Fluoreszenzfarbstoff markiert, so daß auch die amplifizierten Produkte mit diesem Fluoreszenzfarbstoff versehen sind. Die Detektion des Amplifikates erfolgt mittels laserinduzierter Fluoreszenz (LIF) in einem kommerziell erhältlichen DNS-Sequenzer mit spezieller Software (Applied Biosystems) [13, 35]. Die Insertion bzw. Deletion von 7–12 Basenpaaren genügt, um die Peaks der internen Standards in der Polyamidgelelektrophorese (PAGE) deutlich vom Peak der Wildtypsequenz unterscheiden zu können. Grundsätzlich ist ein IQ-PCR-Ergebnis nur dann valide, wenn die Peaks beider Standards im PAGE-Scan erscheinen (Abb. 3).

Nur durch das Prinzip der internen Standards ist es überhaupt möglich, falsch-negative Ergebnisse sicher zu vermeiden. Im Fall einer virusnegativen Probe erscheinen nur die Peaks der beiden Standards, während der Peak der Wildtypsequenz fehlt. Bei einer viruspositiven Probe erscheinen die Peaks der internen Standards *und* der Peak der Wildtypsequenz (Abb. 3). Fehlen alle Peaks, bedeutet dies zwar eine negative PCR, aber nicht eine negative Probe. Es handelt sich dabei möglicherweise um ein falsch-negatives Ergebnis, und die Probe muß auf jeden Fall erneut getestet werden.

Die IQ-PCR wurde nach den Kriterien für „quantitative Tests auf Verunreinigungen" der ICH Guidelines [10] validiert. Bei dieser Validierung wurde auch das „limit of quantitation" untersucht. Durch wiederholtes Testen von seriellen Verdünnungen eines HCV-infizierten Plasmas wurde die Rate positiver Testergebnisse ermittelt. Diese Experimente ergaben, daß 200 HCV-Genomäquivalente pro ml Plasma mit einer Rate von 95 % detektiert werden. Das bedeutet, daß 95 von 100 Testwiederholungen ein positives Ergebnis liefern. Daraus ergibt sich ein positiver Cut-off für HCV von 200 Genomäquivalenten/ml. In gleicher Weise wurden die Cut-off-Werte für HIV von 200 Genomäquivalenten/ml und für HBV von 50 Genomäquivalenten/ml ermittelt [8]. Für die Qualitätssicherung bei der Produktion von Plasmapräparaten wird bei IMMUNO ein Cut-off von 500 Genomäquivalenten/ml garantiert, in der Regel werden aber wesentlich niedrigere Viruskonzentrationen detektiert.

„Echtzeitvalidierung" der IQ-PCR im Routinebetrieb

Bei der IQ-PCR werden umfangreiche externe Kontrollen mitgeführt, die erforderlich sind, um verläßliche Ergebnisse zu erhalten. Es werden positive und negative externe Kontrollen verwendet, die den gesamten Testablauf durchlaufen (Globalkontrollen). Des weiteren gelangen Kontrollen zur Anwendung, die nur einzelne Schritte (Extraktion, PCR) des Testablaufs überwachen (Schrittkontrollen). Diese Kontrollen ermöglichen die sichere Identifizierung von etwaigen Fehlerquellen innerhalb eines begrenzten Abschnittes. Außerdem wird jeder Testab-

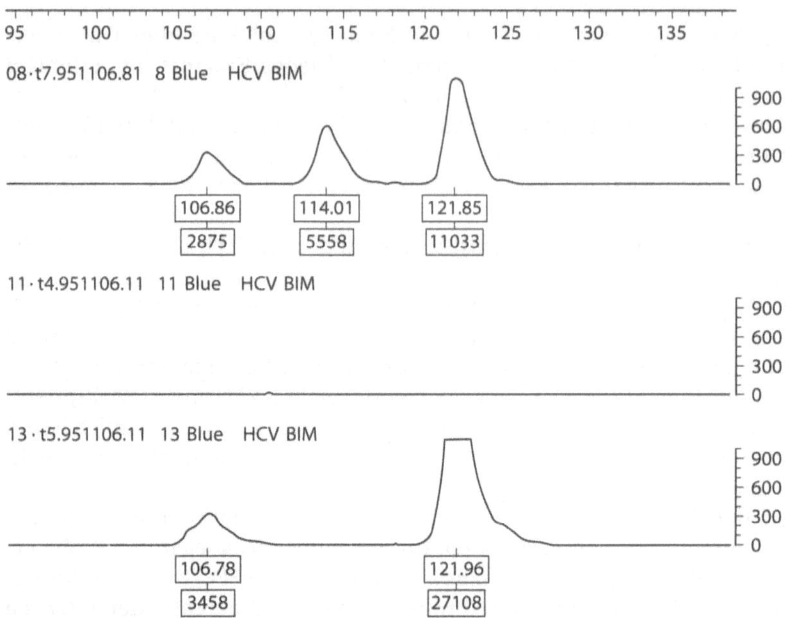

Abb. 3. GeneScan-Analyse einer LIF-PCR für HCV. *Vertikale Achsen:* Fluoreszenzintensität in arbiträren Einheiten; *horizontale Achse:* elektrophoretische Mobilität, ausgedrückt in Basenpaaren; *linker Peak* kurzer Standard, *mittlerer Peak* Zielsequenz (HCV-Genom), *rechter Peak* langer Standard; *obere Kurve* Ergebnis eines positiven HCV-Tests (Standards und Zielsequenz detektiert); *mittlere Kurve* Ergebnis eines ungültigen PCR-Laufs (weder Standards noch Zielsequenz detektiert), mögliche Ursache: Hemmung der PCR, Konsequenz: Probe muß noch einmal getestet werden (kompletter Testablauf); *untere Kurve* Ergebnis eines negativen HCV-Tests (Standards detektiert, Zielsequenz nicht detektiert)

lauf 2mal durchgeführt (Doppelbestimmung). Für die Analyse einer Probe auf HIV, HBV und HCV sind somit 6 komplette PCR-Durchläufe erforderlich.

Bei der Auswertung wird zunächst untersucht, ob die externen Kontrollen richtig erkannt wurden und ob das Ergebnis in der Doppelbestimmung identisch ist. Außerdem wird geprüft, ob die internen Kontrollen erkannt und die entsprechenden Signale detektiert wurden. Nur wenn alle Validierungskriterien (externe Kontrollen, Doppelbestimmung, interne Kontrollen) vollständig erfüllt sind (Abb. 4), werden die Ergebnisse der IQ-PCR als valide anerkannt. Neben der grundsätzlichen Validierung der einzelnen Methoden, die beim IQ-PCR-Testsystem zur Anwendung kommen, erfolgt somit auch eine kontinuierliche, prozeßorientierte „Echtzeitvalidierung“ jedes einzelnen IQ-PCR-Ergebnisses.

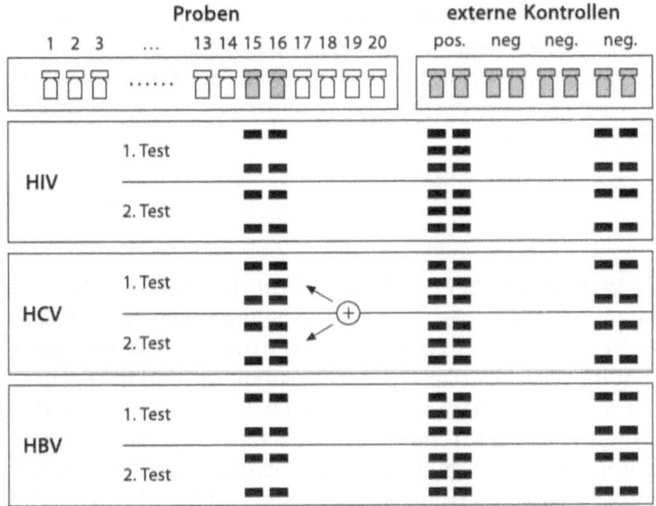

Abb. 4. Ergebnis einer vollständigen, validen Probenanalyse auf HIV, HBV und HCV (LIF-PCR, PAGE, GeneScan-Bandenmuster, Gesamtdaten aus 6 einzelnen PCR-Läufen). Interpretation: „Echtzeitvalidierung" in Ordnung (alle internen Kontrollen richtig erkannt, alle externen Kontrollen richtig erkannt, alle Doppelbestimmungen liefern identische Ergebnisse); Probe 15 ist negativ für HIV, HCV und HBV; Probe 16 ist positiv für HCV, aber negativ für HIV und HBV

Zugewinn an Sicherheit durch den Einsatz des IQ-PCR-Testsystems

Plasmapools bzw. In-Prozeß-Kontrollen des Herstellungsverfahrens werden nur dann freigegeben, wenn sie mit dem IQ-PCR-Testsystem auf HIV, HBV und HCV negativ getestet wurden und wenn diese Ergebnisse nach den o. g. Kriterien valide sind. Auf diese Weise kann eine kritische Virusbelastung im Ausgangsmaterial *und* während des Herstellungsprozesses erkannt und eliminiert werden. Die potentielle Virusbelastung des Plasmapools wird dadurch so limitiert, daß sie stets um mehrere Größenordnungen unter der Virusabreicherungs- und -inaktivierungskapazität des Herstellungsverfahrens liegt.

Die IQ-PCR-Testung von 1240 „pilot pools" (Plasma aus Schlauchsegmenten des Plasmapheresesets), die repräsentativ für eine Poolgröße von 2000 Einzelspenden sind, ergab einen positiven Virusgenomnachweis von 4 % für HCV und 0,2 % für HBV, während HIV in keinem der „pilot pools" nachgewiesen wurde. Durch das Testen von kleineren Subpools konnte die Menge des zu verwerfenden Plasmas auf 0,1 % begrenzt werden [28]. Demgegenüber betrug der Plasmaverlust durch Look-back-Maßnahmen während des Sperrlagers 1,33 % [28]. Diese Daten zeigen sowohl die Effektivität des Spender- und Plasmascreenings als auch den wichtigen Beitrag der IQ-PCR zur Limitierung der Virusbelastung des Ausgangsmaterials durch viruskontaminierte Spenden (diagnostisches Fenster, seronegative Virusträger).

Dadurch wird ein entscheidender Zugewinn an Sicherheit erzielt. Sporadische Infektionsübertragungen infolge einer unerkannt hohen Virusbelastung des Plasmapools und/oder eines Fehlers im Herstellungsprozeß können durch die IQ-PCR verhindert werden. Besonders wichtig ist, daß die molekulare Integrität und damit die Wirksamkeit und Verträglichkeit der Plasmapräparate durch die IQ-PCR in keiner Weise beeinträchtigt wird. Neben der Plasmaqualität und den Virusabreicherungs-/-inaktivierungsverfahren ist die IQ-PCR eine dritte „tragende Säule" der Sicherheit von Plasmapräparaten.

Zusammenfassung

Trotz der hohen Sicherheitsstandards bei der Rohstoffaufbringung und Herstellung von Plasmapräparaten wurden in der jüngeren Vergangenheit sporadische Infektionsübertragungen beobachtet. Als Ursachen dieser Infektionsübertragungen kommen unerkannt hohe Virusbelastungen der Plasmapools und infolgedessen ein Überschreiten der Virusabreicherungs- und -inaktivierungskapazität des Herstellungsverfahrens sowie Fehler im Herstellungsprozeß in Frage. In einzelnen inkriminierten Chargen konnte nachträglich mit der Polymerasekettenreaktion (PCR) Erbmaterial der übertragenen Viren nachgewiesen werden. Die PCR ist daher grundsätzlich als Testverfahren geeignet, um eine Virusbelastung der Plasmapools und des Herstellungsprozesses zu erkennen, wobei die Empfindlichkeitsgrenze der verwendeten PCR-Methode von entscheidender Bedeutung ist.

Für die routinemäßige Anwendung der PCR im industriellen Maßstab bedarf es umfangreicher Sicherheitsmaßnahmen, um sowohl falsch-negative als auch falsch-positive Ergebnisse nach Möglichkeit auszuschließen. IMMUNO hat daher die IQ-PCR („IMMUNO quality-assured polymerase chain reaction") entwickelt. Die IQ-PCR ist also ein qualitätsgesichertes PCR-Testsystem, das den hohen Anforderungen an einen Sicherheitstest für die Herstellung von Plasmapräparaten in vollem Umfang genügt. Ein entscheidender Beitrag zur Qualitätssicherung sind die „internen Standards", die eine globale Kontrolle des Testablaufs und damit eine sichere Erkennung sowohl falsch-negativer als auch falsch-positiver Proben ermöglichen. Gleichzeitig dienen die „internen Standards" als Kalibratoren zur Quantifizierung der Ergebnisse.

IMMUNO wendet die IQ-PCR routinemäßig zur Kontrolle des Ausgangsmaterials (Plasmapool) und des Herstellungsprozesses (In-Prozeß-Kontrollen) an. Auf diese Weise kann die potentielle Virusbelastung mit HIV, HBV und HCV so weit minimiert werden, daß sie um mehrere Größenordnungen unter der Virusabreicherungs- und -inaktivierungskapazität des Herstellungsverfahrens liegt. Durch diesen Sicherheitszugewinn wird das Restrisiko sporadischer Infektionsübertragungen praktisch eliminiert.

Literatur

1. Arzneimittelkommission der Deutschen Apotheker (1994) Wichtige Mitteilungen. Dtsch Apoth Z 134: 2608–2610
2. Barret N, Dorner F (1996) Inactivation of hepatitis A virus in coagulation factor concentrates by vapor heating. Hämostaseologie 16 (Suppl): 286–288
3. CDC (1994) Outbreak of hepatitis C associated with intravenous immunoglobulin administration – United States, October 1993–June 1994. JAMA 272: 424–425

4. Chudy M, Nübling CM, Scheiblauer H, Willkommen H, Kurth R, Löwer J (1995) Virusübertragungen durch Blutprodukte: Mögliche Ursachen und Konsequenzen. Hämostaseologie 15: 215–219
5. Cuypers DT, Damen HL, Zaaijer HL, Reesink HW, Niesters B, Lelie PN (1994) Summary of the Presentation on the 10th Eurohep Workshop, 1994, Athens
6. Dorner F, Barret N (1996) Viral inactivation and partitioning in the manufacture of coagulation factor concentrates. Hämostaseologie 16 (Suppl): 282–285
7. Dorner F, Barrett N, Eibl J (1993) Strategien zur Virussicherheit von Plasmaderivaten. In: Scharrer I, Schramm W (Hrsg) 23. Hämophilie-Symposium Hamburg 1992. Springer, Berlin Heidelberg New York, S 232–235
8. Dorner F, Eibl J, Zerlauth G (1996) A quality-assured gene amplification assay system (PCR) for use on an industrial scale – a proposal for validation. Clin Lab 42: 879–882
9. Falkner FG, Hämmerle T, Himmelspach M, Kohl J, Dorner F (1996) Verfahren zur Quantifizierung von Nukleinsäuren. Immuno AG Wien. Patentschrift AT 401 062 B
10. FDA (1995) International Conference on Harmonisation Guideline on Validation of Analytical Procedures – Notice 60 FR 11260. US Food and Drug Administration (FDA), March 1995
11. Hämmerle T, Falkner FG, Dorner F (1996) A sensitive PCR assay system for the quantification of viral genome equivalents: hepatitis C virus (HCV). Arch Virol 141: 2103–2114
12. Hämmerle T, Falkner FG, Kohl J, Himmelspach M, Dorner F (1996) Verfahren zur Quantifizierung von Genomischer DNA. Immuno AG Wien. Patentschrift AT 401 270 B
13. Hämmerle T, Himmelspach M, Falkner FG, Zerlauth G, Igel H, Barrett N, Dorner F (1995) New additional release criteria for blood products derived from pooled human plasma. Thromb Haemost 73: 1023
14. Himmelspach M, Gruber F, Antoine G, Falkner FG, Dorner F, Hämmerle T (1996) Specific quantitation of genomic DNA in the femtogram range by amplification of repetitive sequences. Anal Biochem 242: 240–247
15. Jantsch-Plunger V, Beck G, Mauer W (1995) PCR detection of a low viral load in a prothrombin complex concentrate that transmitted hepatitis B virus. Vox Sang 69: 352–354
16. Kleim JP, Bailly E, Schneweis KE, Brackmann HH, Hammerstein U, Hanfland O, van Loo B, Oldenburg J (1990) Acute HIV-1 infection in patients with hemophilia B treated with β-propiolactone-UV-inactivated clotting factor. Thromb Haemost 64: 336–337
17. Kupfer B, Oldenburg J, Brackmann HH, Matz B, Schneweis KE, Kaiser R (1995) β-Propiolactone UV inactivated clotting factor concentrate is the source of HIV-infection of 8 hemophilia B patients: confirmed. Thromb Haemost 74:1386–1387
18. Löwer J, Chudy M, Nübling M, Scheiblauer H, Willkommen H, Kurth R (1994) Virusübertragungen durch Blutprodukte: mögliche Ursachen und Konsequenzen. Infusionsther Transfusionsmed 21 (Suppl 2): A 359
19. Makris M (1994) Use of the polymerase chain reaction to detect viral contamination of clotting factor concentrates. In: Scharrer I, Schramm W (Hrsg) 24. Hämophilie-Symposium Hamburg 1993. Springer, Berlin Heidelberg New York, S 60–67
20. Makris M, Garson JA, Ring CJA, Tuke PW, Tedder RS, Preston FE (1993) Hepatitis C viral RNA in clotting factor concentrates and the development of hepatitis in recipients. Blood 81: 1898–1902
21. Nübling CM, Willkommen H, Löwer J (1995) Hepatitis C transmission associated with intravenous immunoglobulins. Lancet 345: 1174
22. Paul-Ehrlich-Institut, Bundesamt für Sera und Impfstoffe (1994) Bekanntmachung über Maßnahmen zur Abwehr von Arzneimittelrisiken: „Verminderung des Risikos der Übertragung von hämatogenen Viren bei Arzneimitteln, die durch Fraktionierung aus Plasma humanen Ursprungs hergestellt werden" vom 11. 08. 1994. Bundesanzeiger 161 (26. 08. 1994)
23. Pawlotsky JM, Bouvier M, Deforges L, Duval J, Bierling P, Dhumeaux D (1994) Chronic hepatitis C after high-dose intravenous immunoglobulin. Transfusion 34: 86–87
24. Rabenau H, Schütz R, Berger A, Doerr HW, Weber B (1996) How accurate is serologic testing of plasma-pools for hepatitis B virus surface antigen, anti-human immunodeficiency virus 1 and 2, anti-hepatitis C virus? Infusionsther Transfusionsmed 23: 124–130

25. Rübsamen-Waigmann H, von Briesen H, Scheuermann EH, Albert J, Leitner T, Schoeppe W (1994) HIV-Infektion durch Gerinnungspräparat bei operiertem Patienten. Münchener Med Wochenschr 136: 97–99
26. Saiki RK, Scharf S, Faloona F, Mullis KB, Horn GT, Erlich HA, Arnheim N (1985) Enzymatic amplification of beta-globin genomic sequences and restriction site analysis for diagnosis of sickle cell anemia. Science 230: 1350–1354
27. Schulman S, Lindgren AC, Petrini P, Allander T (1992) Transmission of hepatitis C with pasteurised factor VIII. Lancet 340: 305–306
28. Storch H, Ponsel G, Igel H, Worofka R (1996) Plasmaspenderscreening und Produktsicherheit. Infusionsther Transfusionsmed 23 (Suppl 3):51
29. Uy A, Grethe S, Heermann K-H, Gronski P, Hilfenhaus J, Quast U, Weimer T, Zettlmeißl G, Thomssen R (1995) Virussicherheit von Plasmaprodukten. Ges Virol (Gießen) 15.–18. 3. 1995
30. Waytes AT, Igel H, Worofka R, Zerlauth G (1996) The Immuno plasma safety program and viral loads. Hämostaseologie 16 (Suppl): 277–278
31. Yap PL, McOmish F, Webster ADB, Hammarström L, Smith CIE, Björkander J, Ochs HD, Fischer SH, Quinti I, Simmonds P (1994) Hepatitis C virus transmission by intravenous immunoglobulin. J Hepatol 21: 455–460
32. Yu MW, Mason BL, Guo ZP, Tankersley DL, Nedjar S, Mitchell FD, Biswas RM (1995) Hepatitis C transmission associated with intravenous immunoglobulins. Lancet 345: 1173–1174
33. Yu MYW, Mason BL, Tankersley DL (1994) Detection and characterization of hepatitis C virus RNA in immune globulins. Transfusion 34: 596–602
34. Zaaijer HL, Cuypers HAT, Reesink HW, Winkel IN, Gerken G, Lelie PN (1993) Reliability of polymerase chain reaction for detection of hepatitis C virus. Lancet 341: 722–724
35. Zerlauth G (1996) IQ-PCR: A quality-assured and validated viral genome assay system. Hämostaseologie 16 (Suppl): 279–281

KAPITEL 5

Ist die PCR der Standard zur Dokumentation der Virussicherheit?

G. CASPARI und W.H. GERLICH

Die Virussicherheit von therapeutischen Präparaten aus menschlichem Blutplasma, hauptsächlich Faktor VIII, PPSB, Immunglobuline und Albumin, ist ein seit langem aktuelles Thema. Vor allem Faktor VIII und PPSB haben bis zur Einführung von Virusinaktivierungsmethoden Mitte der 80er Jahre in großer Zahl Infektionen mit dem Hepatitis-B-Virus (HBV) (Übersichten bei: Gerety u. Aaronson 1982, Pierce et al. 1989), dem Hepatitis-C-Virus (HCV, damals Non-A-Non-B-Hepatitis) (Übersichten bei: Gerety u. Aaronson 1982; Allain et al. 1991; Blanchette et al. 1991; Watson et al. 1992), dem humanen Immundefizienzvirus (HIV) (z. B. Schramm u. Schulte-Hillen 1994) und dem humanen Parvovirus B19 übertragen. Der Grund liegt darin, daß diese Präparate aus Pools von Plasma von bis zu 20 000 Spendern stammen und eine einzelne infektiöse Spende einen ganzen Pool kontaminieren kann. Die Viren werden in unterschiedlichem Ausmaß durch das Produktionsverfahren aus den Präparaten entfernt: Während Gerinnungspräparate sowohl HBV-, HCV- als auch HIV-Infektionen übertragen haben, gab es bei Immunglobulinen nur vor der Aussonderung HBsAg-positiver Spender vereinzelt Probleme mit HBV (Literatur bei Uemura et al. 1989), danach nur noch mit HCV, nicht aber mit HIV (Wells et al. 1986). Infektionen mit diesen Viren wurden nach Albumingabe überhaupt nicht beobachtet. Infektionen mit Parvovirus B19 sind nach Gabe von Gerinnungsfaktoren relativ häufig (Große-Bley et al. 1994; Azzi et al. 1992; Santagostino et al. 1994; Übersicht bei Luban 1994); die klinische Wertigkeit dieser Infektionen ist aber umstritten (Luban 1994; Mosley 1994). Über Parvovirusinfektionen nach Immunglobulin- bzw. Albumingabe sind uns keine klinischen Beobachtungen, aber auch keine systematischen Studien bekannt.

Schon vor dem breiten Auftreten von Aids und der Entdeckung des HIV waren erste Virusinaktivierungsverfahren entwickelt worden, um die Infektiosität von Faktor VIII und PPSB in bezug auf HBV und HCV zu beseitigen. Sie wurden aber zunächst nur von einem Hersteller eingesetzt und die Präparate nur bei besonderen Indikationen verwendet (Weisser et al. 1988). Mit dem Auftreten von Aids und der Erkennung seiner infektiösen Ursache wurden jedoch neue Virusinaktivierungsverfahren rasch in großem Umfang eingeführt. Durch die ersten Virusinaktivierungsverfahren wurde zwar die Wahrscheinlichkeit von Virusübertragungen durch die inaktivierten Produkte deutlich herabgesetzt, trotzdem wurden weiterhin zahlreiche Virusübertragungen bei Patienten beschrieben, die nur Produkte erhalten haben, die mit bestimmten Verfahren virusinaktiviert wurden:

HBV: Lush et al. 1988; Morfini et al. 1986; Heimburger et al. 1987; Mannucci et al. 1988, 1990;

HCV: Colombo et al. 1985; Manucci et al. 1985; Preston et al. 1985; Allain et al. 1986; Schramm et al. 1989; Garson et al. 1990; Berntorp et al. 1990; Blanchette et al. 1991; Pistello et al. 1991;

HIV: White et al. 1986; van den Berg et al. 1986; Weisser 1988; Wolfs et al. 1988; Pierce et al. 1989; Dietrich et al. 1990; Remis et al. 1990; Williams et al. 1990.

Diese Zwischenfälle führten in der Folge zu einer intensiven Validierung und zu einer Reglementierung des Validierungsprozesses für die Virusinaktivierungsverfahren. Validierung bedeutet in diesem Fall, daß die Eliminierung (= physikalische Entfernung) von Viren aus dem Material sowie die Inaktivierung (= Zerstörung der Infektiosität) der Viren in einer stark verkleinerten Modellanlage, die den Produktionsprozeß nachbildet, quantitativ gemessen wird. Aus meßtechnischen und methodischen Gründen kann die Eliminierung bzw. Inaktivierung der viralen Infektiosität nur bis zu einem gewissen Ausmaß nachgewiesen werden. Dieses Ausmaß ist i. allg. nicht so hoch, daß eine zuverlässige Beseitigung aller infektiösen Viren in einem Plasmapool gewährleistet werden kann. (Es ist aber auch umgekehrt möglich, daß die Versuchsanordnung es nicht erlaubt, das tatsächlich höhere Ausmaß der Viruseliminierung/-inaktivierung zu erkennen.) Die Messung der tatsächlichen Belastung eines Plasmapools mit relevanten Viren vor der Inaktivierung erlaubt aber die Abschätzung der nach der Inaktivierung maximal noch verbleibenden Restinfektiosität. Für die Messung der Virusbelastung eines Plasmapools ist aus heutiger Sicht die Polymerase-Kettenreaktion („polymerase chain reaction", PCR) bzw. ein anderes hocheffizientes Genamplifikationsverfahren die Methode der Wahl. Bei der PCR handelt es sich um ein Verfahren, das im Gegensatz zu den bekannten und in der Transfusionsmedizin üblichen Verfahren des immunologischen Nachweises von Antigen bzw. Antikörper Nukleinsäuren, also das Genom der jeweiligen Viren, nachweist. Ihre hohe Empfindlichkeit erhält die Methode dadurch, daß bestimmte, ausgewählte Zielsequenzen des Genoms durch enzymatische Methoden exponentiell bis zu 10^9fach vermehrt werden.

Sicherheitsmaßnahmen bei der Herstellung von Plasmapräparaten

Zunächst soll ein Überblick gegeben werden über alle Teilaspekte, die zur Virussicherheit eines Plasmapräparates beitragen:

- *beim Blutspendedienst/Plasmapheresezentrum:*
  - Spenderanamnese,
  - ärztliche Untersuchung,
  - Laboruntersuchungen,
  - vertraulicher Selbstausschluß,

- *beim Hersteller:*
  - Sperrlager,
  - Pooltestung auf Virusgenombelastung,
  - Viruseliminierung,
  - Virusinaktivierung,
  - Testung des Endprodukts,

- *beim Anwender:*
  - restriktive, indikationsgerechte Anwendung,
  - klinische Erfahrung,
  - Meldung von Verdachtsfällen von Infektionen,

- *bei staatlichen Stellen:*
  - Prüfung der Herstellungsverfahren,
  - Gesetze, Verordnungen und Richtlinien für die Herstellung,
  - Chargenprüfung,
  - epidemiologische Überwachung.

Spenderauswahl

Die gezielte Auswahl der Blutspender ist auch heute noch von hoher Bedeutung, da
- nicht auf alle durch Blut übertragbaren Viren getestet wird (Beispiel: Hepatitis A),
- die vorgeschriebenen Tests auf HBV, HCV und HIV möglicherweise nicht alle Infektionen mit diesen Viren erfassen und
- neue Viren auftreten können (in der Vergangenheit z. B. HIV, aktuelles Beispiel HGV).

Die Spenderauswahl durch Anamnese berücksichtigt bekannte Risikofaktoren, die zu einer erhöhten Infektionswahrscheinlichkeit beim Blutspender führen, wie z. B.
- Drogenabhängigkeit,
- Homosexualität bei Männern,
- Sexualkontakt mit Infizierten, Angehörigen von Risikogruppen und Prostituierten,

aber auch Eingriffe wie
- Tätowierungen,
- Ohrlochstechen und Body-Piercing,
- Operationen,
- Transfusionen des Spendewilligen,
- paramedizinische Eingriffe wie z. B. Eigenbluttherapien,
- Therapie mit natürlichem Wachstumshormon, Creutzfeld-Jakob-Erkrankung in der Familie oder
- Transplantationen von Hornhaut und Dura mater (Creutzfeldt-Jakob-Erkrankung).

Bei diesem Ausschluß von Blutspendern mit möglichem Infektionsrisiko wird bewußt in Kauf genommen, daß nur ein kleiner Teil der ausgeschlossenen Spender wirklich infiziert ist.

Der *vertrauliche Selbstausschluß* erfolgt nach der Blutspende und soll allen Spendern, die aufgrund von Gruppendruck zur Spende kommen (z. B. Verein, Bundeswehr usw.) und sich scheuen, eine Risikoanamnese vor der Spende zu offenbaren, die Möglichkeit bieten, vertraulich die Verwendung ihrer Spende für die Transfusion abzulehnen und auf Laborzwecke zu beschränken.

Sperrlager bzw. Quarantäne

Nach der Testung werden die Einzelplasmen beim Hersteller der Plasmaderivate für 2–3 Monate in einem Sperrlager gehalten, um in den Fällen, in denen der Spender im weiteren Verlauf Infektionsmarker zeigt oder andere Risikofaktoren bekannt werden, auch die Vorspende ohne Infektionsmarker noch aussondern zu können, da gerade eine solche Vorspende bei einer frischen Infektion besonders infektiös sein kann. Dieses Verfahren ist aber nur teilweise wirksam, da manifest erkrankte Spender möglicherweise nicht wieder zur Spende erscheinen und eine Aussonderung infektiöser Spenden so unterbleiben könnte. Es ist in der Vergangenheit wiederholt gefordert worden, Plasma für mindestens 6 Monate aufzubewahren und erst dann zu verwenden, wenn nach dieser Zeit ein zweites, negatives Ergebnis für Anti-HIV, Anti-HCV und HBsAg vorliegt. Durch diese strengere, als „Quarantäne“ bezeichnete Methode werden Plasmen aus der Frühphase einer HIV- oder HCV-Infektion weitgehend zuverlässig ausgeschlossen, während die Wirksamkeit gegenüber HBV nur gering ist. Für nicht virusinaktiviertes gefrorenes Frischplasma ist die Quarantäne je nach Herkunft des Plasmas seit dem 1. 10. 1994 bzw. dem 1. 1. 1995 vorgeschrieben. Von der Einführung einer Quarantäne auch für Plasmen zur Herstellung von Plasmaderivaten wurde nach intensiver Diskussion abgesehen. Zu viele Spender gerade aus epidemiologisch sehr wenig belasteten Bereichen erscheinen nicht rechtzeitig bzw. häufig genug zur Blutspende, so daß große Mengen von Plasmen speziell von Vollblutspendern mit niedriger Infektionswahrscheinlichkeit verworfen werden müßten und möglicherweise durch virologisch stärker belastetes Importplasma ersetzt werden müßten.

Poolung, Produktion mit Viruseliminierung und Inaktivierung

Dem Sperrlager folgt die Poolung von bis zu 20 000 Einzelplasmen, um die für eine industrielle Verarbeitung nötigen Ausgangsmengen zu erhalten. Dadurch wird die Wahrscheinlichkeit einer Kontamination des gesamten Pools mit infektiösem Material zunächst entsprechend erhöht. Bei der Produktion werden aber infektiöse Viren in den verschiedenen Teilschritten entweder eliminiert, d. h. sie gelangen in nicht weiterverarbeitetes Material, oder gezielt inaktiviert. Allerdings sind den Inaktivierungsverfahren dadurch Grenzen gesetzt, daß die biologische Aktivität des Materials nicht beeinträchtigt wird und daß die Inaktivierung nicht zur Neoantigenität führen darf und damit Antikörper beim Empfänger induzieren könnte.

Labortestung auf Infektionsmarker

Für die Dokumentation der Virussicherheit ist und bleibt wesentlich, daß auch bei der Produktion von Plasmaproteinpräparaten zunächst jeder einzelne Spender nach den gültigen Richtlinien getestet wird.

Richtlinien zur Blutgruppenbestimmung und Bluttransfusion (3.2.3 Laboruntersuchungen):
„Vor Freigabe der Konserve ist auf HBsAg sowie Antikörper gegen HIV1/2, HCV und Treponema pallidum zu untersuchen. Die Befunde müssen negativ sein. Außerdem ist die GPT zu untersuchen; der Grenzwert von 45 U/l bei Frauen und 68 U/l bei Männern nach der optimierten Standardmethode 1972 (+ 25 °C) darf nicht überschritten werden."

Sollte das Ausgangsmaterial dennoch infektiös sein, so gibt es hierfür 2 Möglichkeiten:

1. *Verwechslung:* Das Plasma einer positiv getesteten Konserve gelangt in den Pool.
   Dies ist leider nicht ganz so abwegig, wie man glauben möchte: Einer von 5 bekanntgewordenen Aids-Fällen durch getestete Erythrozytenkonzentrate erfolgte durch versehentliche Auslieferung einer bereits positiv getesteten Konserve (Hamouda et al. 1995).
2. Der *Spender ist infektiös*, ohne daß die serologischen Tests dies anzeigen.
   Situationen, in denen Blutspender trotz Negativität der im Blutspendewesen üblichen Infektionstests infektiös sein können:

HBV:
1) Frühphase.
2) Serologisches Fenster.
3) „low-level-carrier".
4) Escape-Mutanten:
   Häufigkeiten unklar.
   Effiziente Risikominimierung durch
   - verbesserte HBsAg-Tests?
   - Anti-HBc?

HIV:
Diagnostische Lücke ca. 4 Wochen, bis Anti-HIV positiv wird.
Entdeckte Serokonversionen pro Jahr:
1 : 100 000 bis 1 : 50 000 bei Mehrfachspendern,
1 : 50 000 bis 1 : 8000 bei Erstspendern.

HCV:
Diagnostische Lücke ca. 11 Wochen, bis Anti-HCV positiv wird.
GPT-Anstieg nach 7 Wochen.
Entdeckte Serokonversionen pro Jahr:
1 : 40 000 bis 1 : 1300, je nach Spendezentrum.

Bei der frischen HIV-Infektion besteht immer eine kurze Erkennungslücke von etwa 3–4 Wochen (selten länger), für HCV beträgt die Dauer der Erkennungslücke im Mittel 11 Wochen nach Infektion, d. h. der Antikörper wird möglicherweise erst mehrere Wochen nach einer akuten Hepatitis C nachweisbar. Chronische *HIV-Infektionen* werden durch Anti-HIV-Tests sehr zuverlässig erkannt. Veröffentlichungen Ende der 80er Jahre, daß bestimmte Personen über lange Zeiträume hinweg HIV-infiziert sein könnten, ohne nachweisbare Antikörper zu bilden, wurden damals teilweise von den Autoren selbst widerrufen. Inzwischen gibt es aber einen neuen Bericht über einen Patienten, der über mehrere Jahre infiziert und infektiös gewesen sein soll, ohne daß Antikörper gegen HIV nachweisbar gewesen wären (CDC 1996b). Eine Vielzahl von Berichten beschreibt Personen, die in häufigem sexuellem Kontakt mit sicher Infizierten gewesen sein müssen und bei denen keine Antikörper, aber eine T-Zellimmunität gegen HIV nachweisbar sind (z. B. Paxton et al. 1996). Diese Personen erkranken nicht an Aids, und es ist fraglich, ob ihre Blut- bzw. Plasmaspenden infektiös wären. Die beschriebenen Personen würden in der Regel als Personen mit bekanntem HIV-Risiko von der Spende ausgeschlossen. Schließlich bleibt zu erwähnen, daß bestimmte Tests vorübergehend Schwierigkeiten haben können, z. B. Antikörper gegen neue Subtypen von HIV (Subtyp O) zu erkennen. Dieser Subtyp ist aber in Deutschland so selten, daß kaum genug Seren vorliegen, an denen die Eignung der Tests für die Erkennung dieses Subtyps geprüft werden könnte.

Auch die chronische *HCV-Infektion* wird von den zugelassenen Antikörpertests recht zuverlässig erfaßt. Probleme sind bei immunsupprimierten Personen möglich, die aber als Blutspender in der Regel nicht in Betracht kommen. Diskutiert wird, ob es Personen mit immunologischer Toleranz gegen HCV gibt, die nach einer perinatalen Übertragung das Virus nicht als fremd erkennen könnten und lebenslang Virusträger wären, ohne je Antikörper zu bilden.

Bei der frischen *Hepatitis-B-Infektion* gibt es die Erkennungslücke vor der Nachweisbarkeit von HBsAg, die u. U. ähnlich lang sein kann wie bei HCV. Eine zusätzliche kurze Erkennungslücke gibt es aber auch ab dem Verschwinden von HBsAg, bevor dann, Wochen später, der Patient anti-HBs-positiv wird. Glücklicherweise sind diese frischen HBV-Infektionen bei Blutspendern selten. Darüber hinaus gibt es (selten) sog. „low-level-carrier“, das sind chronisch HBV-infizierte Spender, die so wenig HBsAg exprimieren, daß es auch mit den empfindlichsten derzeit zugelassenen Tests nicht nachweisbar ist (Literatur bei Caspari et al. 1995). Dieser Status kommt in Frage bei Personen mit isoliertem Anti-HBc (ohne HBsAg und Anti-HBs), möglicherweise auch bei einigen Personen mit Anti-HBc, Anti-HBs *und weiter bestehender Hepatitis.* „Low-level-carrier“ sind, bezogen auf die Gesamtzahl der Blutspender, sicher selten, könnten aber in bezug auf die Gesamtzahl der HBV-Infektionen deutlich häufiger sein als bisher vermutet (Jilg et al. 1995). Schließlich sind noch die 1990 erstmals beschriebenen Escape-Mutanten zu erwähnen, bei denen unter Immundruck das wichtigste, allen Hepatitis-B-Viren gemeinsame Antigenmerkmal „a“ wegmutiert ist (Carman et al. 1993; Bruce u. Murray 1995). Die entsprechenden Spender würden trotz einer massiven Virämie möglicherweise nicht durch einen HBsAg-Test erkannt. Die Bedeutung der Escape-Mutanten bei deutschen Blutspendern ist derzeit vermutlich noch gering, genaue Untersuchungen fehlen aber.

Lücken der Virusinaktivierung

Man könnte vermuten, daß die verhältnismäßig geringen Lücken bei der Testung der Blut- und Plasmaspender in Anbetracht der zusätzlichen Maßnahmen zur Virussicherheit bei Plasmaproteinpräparaten nicht relevant sind. Aus Tabelle 1 ist aber ersichtlich, daß durch Plasmaproteinpräparate, die einer „Virusinaktivierung“ unterzogen wurden, nicht nur HIV, sondern auch HBV, HCV und HAV-Infektionen übertragen wurden. Zusätzlich sind regelmäßig Infektionen mit Parvovirus B19 anzunehmen, deren klinische Bedeutung aber umstritten ist (Luban 1994; Mosley 1994).

Die HIV-Übertragungen durch ein mit β-Propiolacton/UV-Bestrahlung behandeltes PPSB-Präparat sind rückblickend durch Fehler bei der Validierung des Verfahrens an diesem Produkt erklärt worden. Es stellte sich nachträglich heraus, daß dieses Verfahren nie im notwendigen Umfang die Fähigkeit zur Inaktivierung von HIV hatte. Es wird daher heute bei PPSB nicht mehr angewendet (Kleim et al. 1990; Schneweis et al. 1991; Norley et al. 1993; Pustolemsek et al. 1993; Rübsamen-Waigmann et al. 1994).

Übertragungen von HAV durch Einzelspenderpräparate sind sehr selten (Azimi et al. 1986; Rosenblum et al. 1991; Lee et al. 1992). Bei Poolpräparaten glaubte man ursprünglich, daß die immer gleichzeitig im Pool vorhandenen neutralisierenden Antikörper HAV-Übertragungen ausschließen würden. Trotzdem wurden 1992 4 Ausbrüche von Hepatitis A erkannt, die mit der Gabe von Faktor VIII eines Herstellers in Verbindung gebracht wurden (Mannucci et al. 1992; Gerritzen et al. 1992; Peerlink et al. 1993; Temperley et al. 1992). Plasma als Ursache erschien so unwahrscheinlich, daß man zunächst andere Möglichkeiten, wie kontaminiertes Wasser zur Reinigung von in der Produktion verwendeten Tanks in Italien (Mannuccci et al. 1992) oder simple fäkal-orale Übertragung im Rahmen einer Kleinepidemie im Umkreis der jeweiligen Zentren zur Betreuung der Hämophilen, als Erklärung heranzog. Der Zusammenhang zwischen dem Faktor-VIII-Präparat und den HAV-Infektionen darf aber aufgrund epidemiologischer Vergleiche und molekularbiologischer Identitätsprüfungen als gesichert gelten (Gerritzen et al. 1992; Mannucci et al. 1994; Johnson et al. 1995).

Eine Übertragung von HIV durch Immunglobuline wird in der Praxis schon durch die HIV-inaktivierende Wirkung des Herstellungsverfahrens verhindert (Wells et al. 1986). HBV-Infektionen sind nur aus einer Zeit bekannt, in der HBsAg-positive Spender wegen fehlender Testmöglichkeiten noch nicht ausgesondert wurden und die durch einen oder wenige hochvirämische Spender eingebrachte Virusbelastung die Kapazität der neutralisierenden Antikörper im Pool überschreiten konnte (Literatur bei Uemura et al. 1989). Zwei große Hepatitis-C-Epidemien durch Anti-D-Immunglobulinpräparationen ereigneten sich Ende der 70er Jahre in Irland (Power et al. 1994, 1995a, b; Wall 1995) und der ehemaligen DDR (Meisel et al. 1995). Diese wurden aber erst in den 90er Jahren überhaupt (in Irland) bzw. vollständig (in der DDR) bekannt. Auch in den 80er Jahren wurden zwar einzelne Cluster von Hepatitis-C-Infektionen durch Immunglobuline beobachtet (Lane 1983; Lever et al. 1984, 1985; Webster u. Lever 1986; Ochs et al. 1985; Williams 1989; Weiland et al. 1986; Björkander et al. 1988; Bjoro et al. 1994; Williams et al. 1988, 1989; Schiff 1994; Shopnick et al. 1995); allgemein ging man aber

Tabelle 1. Übertragung von Virusinfektionen durch Plasmaderivate in Deutschland

Jahr	Präparat	Virusinaktivierung	Infektion mit	Anzahl (n)	Ursache	Konsequenz
1989/90	PPSB	β-Propiolacton/UV	HIV	>11	Fehler bei Validierung	Produktionseinstellung
1988 –1992	Faktor VIII	Solvens/Detergenz	HAV	>90	HAV wird durch S/D-Inaktivierung nicht erfaßt. Neutralisierende Antikörper waren nicht wirksam	Zusätzliche Hitzeinaktivierung Problem: Inhibitorbildung
1992/93	Immun-globulin	Keine	HCV	Weltweit >200	Trotz Anti-HCV-Testung weiterhin hohe Belastung der Plasmapools mit HCV	Pooltestung auf HCV-Genome
1993/94	PPSB	Hitze	HBV	>30	Produktionsfehler	Zusätzliche Nanofiltration

davon aus, daß diese Infektionen durch das Produktionsverfahren wirksam verhindert würden.

Um die HCV-Sicherheit von Plasmaprodukten generell zu verbessern, wurde vorgeschrieben, daß ab 1. 11. 1992 nur noch Gerinnungspräparate und andere Blutprodukte (außer Immunglobuline) *in Verkehr* sein dürften, die aus anti-HCV-negativem Plasma hergestellt sind (Bundesgesundheitsamt 1991; Bundesärztekammer 1992). Immunglobuline durften ab 1. 1. 1993 nur noch *in Verkehr gebracht* werden, wenn sie aus anti-HCV-negativem Plasma hergestellt waren (Bundesärztekammer 1992). Im Rückblick betrachtet, führte aber gerade diese Maßnahme zur Infektion von über 200 Empfängern von i. v. Immunglobulin aus über 20 verschiedenen Chargen eines amerikanischen Herstellers (Yu et al. 1995). Dieses Immunglobulin war im Gegensatz zu anderen Plasmaprodukten nicht zusätzlich zum klassischen Produktionsprozeß einer weiteren Virusinaktivierung unterzogen worden. Nachuntersuchungen mittels PCR ergaben, daß die verwendeten Ausgangspools trotz der Aussonderung anti-HCV-positiver und damit als infektiös erkennbarer Spender immer noch hohe HCV-Belastungen aufwiesen (Yu et al. 1995).

Umfangreiche weitere Untersuchungen ergaben starke Unterschiede in der HCV-Belastung der Plasmapools verschiedener Herkunft. So waren – wegen unterschiedlicher Spendesysteme, Herkunft und Zusammensetzung des Spenderkollektivs – Plasmapools aus den USA 7mal häufiger positiv in der HCV-PCR als Pools aus Europa (Nübling et al. 1995). Auch Saldanha u. Minor (1996) fanden 5 von 22 Pools eines Herstellers HCV-RNA-positiv, der bezahlte Plasmaspenden amerikanischer Herkunft verwendete. Bei 3 anderen Herstellern, die ähnliches Material verwendeten, waren allerdings alle getesteten Pools HCV-RNA-negativ.

1993/94 wurden mehr als 30 HBV-Infektionen durch ein hitzebehandeltes PPSB-Präparat eines deutschen Herstellers beobachtet. Die Virusbelastung im Ausgangspool war mit etwa 20 Genomen/ml gering (Thomssen 1995; Jantsch-Plunger et al. 1995). Daß das Endprodukt trotzdem infektiöses HBV enthielt, kann in diesem Fall mit einem Produktionsfehler erklärt werden, durch den ein Teil des Materials gar nicht erhitzt wurde. Andererseits ist seit langem bekannt, daß HBV gegen Hitze relativ unempfindlich ist (Shikata et al. 1978). Als zusätzlichen Sicherheitsschritt hat der Hersteller eine Nanofiltration zur Virusabreicherung in den Produktionsprozeß integriert, die noch der Zulassung durch die zuständigen Behörden bedarf.

Ende 1995 wurden wiederum 3 Hepatitis-A-Infektionen in den USA durch ein solvens-/detergenzbehandeltes Faktor-VIII-Präparat bekannt (CDC 1996a).

Bei den oben beschriebenen Zwischenfällen wurden nie alle Empfänger einer Charge, sondern nur ein kleiner Teil infiziert, obwohl die meisten Empfänger nicht immun waren. Es war also Restinfektiosität vorhanden, diese war aber so gering, daß sie – statistisch verteilt – nur in einigen Endbehältnissen vorhanden war. Der letzte HAV-Zwischenfall in den USA wurde nur durch die hohe epidemiologische Wachsamkeit und eine gute Chargendokumentation entdeckt. Die Virusinaktivierungsverfahren funktionieren also prinzipiell, erreichen aber gelegentlich – bei hoher Virusbelastung des Pools – ihre Leistungsgrenze. Es besteht nun die Hoffnung, daß eine Begrenzung der Virusbelastung der Plasmapools auch diese gelegentlich mögliche Restinfektiosität verhindert. Daher hat der Arbeitskreis Blut die Testung von Plasmapools mit PCR auf die Genome von HBV, HCV und HIV gefordert und empfohlen, positive Pools von der Weiterverarbeitung auszuschließen (Robert Koch-Institut 1995). Diese Empfehlung wurde bisher von zwei Herstellern umgesetzt.

Aussagekraft der PCR

Prinzipiell kann eine PCR zu einem positiven Ergebnis führen, sobald sich im Untersuchungsvolumen wenigstens ein Virusgenom befindet. Vielfach entsteht deshalb der Eindruck, die PCR sei wegen dieser hohen Empfindlichkeit in der Lage, alle oder fast alle verbliebenen Probleme der Infektiosität von Blut und Plasmaproteinprodukten zu lösen. Dabei wird häufig übersehen, daß den sehr großen Verarbeitungsvolumina (z. B. 2000–5000 l) sehr kleine Testvolumina (zwischen 1 µl und 50 µl) gegenüberstehen. So bedeutet die scheinbar geringe Zahl von 10 Viren pro ml zwar 20–50 Mio. Viren im Plasmapool, die Wahrscheinlichkeit, bei einer solchen Viruskonzentration auch nur ein einziges Virus in einem Testvolumen von 50 µl nachzuweisen, ist aber gering.

Die Wahrscheinlichkeit, daß sich bei gegebener Viruskonzentration und gegebenem Testvolumen kein Virus in diesem Testvolumen befindet, folgt einer e-Funktion. Für einige Viruskonzentrationen ist diese Wahrscheinlichkeit in Tabelle 2 zusammengestellt. Dabei wurde als Testvolumen ein Maximalwert von 50 µl angenommen, bei den üblichen, weit geringeren Testvolumina liegen die Verhältnisse entsprechend ungünstiger. Aus der Tabelle geht hervor, daß sich bei einer Viruskonzentration von 14 Viren/ml (14 000 Viren/l) nur in der Hälfte der Probenziehungen 1 Virus im Testvolumen von 50 µl befindet. Berücksichtigt man zusätzlich, daß RNA-Viren vor ihrer Vermehrung in der PCR in DNA umgeschrieben

Tabelle 2. Wahrscheinlichkeit p(–) für verschiedene Viruskonzentrationen, daß sich in einem Testvolumen von 50 µl kein Virus befindet. Diese Berechnung gilt nur bei 100 % reverser Transkription und optimaler PCR

Viruskonzentration (Genome/l)	p(–)
1	0,99995
10	0,9995
100	0,995
1000	0,95
10 000	0,61
14 000	0,50
20 000	0,37
46 000	0,10
60 000	0,05
100 000	0,006

werden müssen (reverse Transkription) und daß dieser Prozeß nur mit einer Effektivität von etwa 10 % abläuft, ergeben sich in der Praxis erreichbare Empfindlichkeiten von etwa 100 Virusgenomen/ml (100 000 Virusgenome/l) für DNA-Viren und 1000/ml (1 Mio./l) bei RNA-Viren auch bei guten Labors.

Die Bedeutung dieser Limitierung zeigt Tabelle 3, bei der angenommen wird, daß 500 ml Plasma eines für jeweils 1 Virus hochvirämischen Trägers in den Pool gelangt. In der 1. Spalte ist die Viruskonzentration im Träger angegeben, in der 2. Spalte die durch 500 l Plasma in den Pool insgesamt eingebrachte Zahl von Viren. Für HBV sind 2 Werte angegeben, da die Viruskonzentration in der frühen Phase der Testung einen Wert von 10^6/ml nicht übersteigen dürfte; bei Verwechslungen oder Testversagen (Escape-Mutanten) könnte die Viruskonzentration aber mehr als 10^9 betragen. Die 3. Spalte zeigt die Viruskonzentration bei einer Verdünnung von 1 : 10 000 im Pool, die 4. Spalte stellt dieser Konzentration die oben hergeleitete Empfindlichkeit der PCR für das entsprechende Virus gegenüber.

Die 5. Spalte zeigt die maximale Virusbelastung des Gesamtpools an der Nachweisgrenze der PCR, die beiden letzten Spalten die verbleibende Virusbelastung des Pools nach Virusinaktivierung, wie sie vom Paul-Ehrlich-Institut gefordert, aber noch nicht durchgesetzt ist, und zwar einmal ohne und einmal mit Begrenzung der Virusbelastung durch zusätzliche PCR am Pool.

Aus der Gegenüberstellung wird deutlich, daß die PCR im Pool *ohne weitere Maßnahmen zur Steigerung der Empfindlichkeit bei HIV und den serologisch gut nachweisbaren HBV-Typen keine Erhöhung der Virussicherheit bewirken kann;* bei der HCV-Testung und der von mehreren Herstellern schon freiwillig eingeführten

Tabelle 3. PCR-Pooltestung: Leistungsfähigkeit bei Kontamination

	(1)	(2)	(3)	(4)	(5)	(6)	(7)
HIV	10^7	$5{\cdot}10^9$	10^3	10^3	$5{\cdot}10^9$	<1	<1
HCV	10^8	$5{\cdot}10^{10}$	10^4	10^3	$5{\cdot}10^9$	5	<1
HBV (8)	10^6	$5{\cdot}10^8$	10^2	10^2	$5{\cdot}10^8$	<1	<1
HBV (9)	10^9	$5{\cdot}10^{11}$	10^5	10^2	$5{\cdot}10^8$	50	<1
HAV	10^8	$5{\cdot}10^{10}$	10^4	10^3	$5{\cdot}10^9$	$5{\cdot}10^4$	$5{\cdot}10^3$
Parvovirus B19	10^{12}	$5{\cdot}10^{14}$	10^8	10^2	$5{\cdot}10^8$	$5{\cdot}10^8$	$5{\cdot}10^2$

(1)Angenommene (entspricht der maximal bekannten) Viruskonzentration im Spender (Genome/ml).
(2)Bei 500 ml Spende in den Pool eingebrachte Anzahl Viren.
(3)Viruskonzentration nach Verdünnung 1 : 10 000 im Pool.
(4)Nachweisgrenze der PCR (Genome/ml).
(5)Virusbelastung des Pools (Anzahl Genome) bei Nachweisgrenze der PCR (weitere Verminderung der Belastung durch Testung von Teilpools).
(6) und (7)Mögliche Restinfektiosität bei vom Paul-Ehrlich-Institut geforderten Leistungsfähigkeit der Virusinaktivierung von 10^{10} für umhüllte und von 10^6 für nichtumhüllte Viren: (6) ohne Pool-PCR, (7) mit PCR aus dem Gesamtpool.
(8)HBV-Infektion, frühe Phase, ohne HBsAg.
(9)HBV-Infektion, Maximaltiter, HBsAg-negative Variante oder Vertauschung.

HAV-Testung ist der Effekt gering. Die Vorstellung, durch Schöpfen einer Probe aus dem großen Pool und Testung in der PCR eine wesentliche Reduktion der Virusbelastung des Ausgangsmaterials zu erreichen, ist also abwegig. Ein solches Vorgehen ist schon deswegen nicht realistisch, weil bei einer positiven PCR wegen eines einzigen positiven Spenders das Material von bis zu 10 000 Spendern vernichtet werden müßte, was nicht nur einen hohen finanziellen Verlust bedeutet, sondern in Einzelfällen auch die Versorgung beeinträchtigen könnte. Daß der Nachweis relevanter Restinfektiosität durchaus möglich ist, belegen aber die erwähnten Infektionszwischenfälle, bei denen es z. T. gelang, die infizierenden Viren im Ausgangspool durch PCR nachzuweisen.

In der Praxis werden geringe Volumina aus zusätzlichen Probengefäßen von 50–600 Spendern getestet. Damit ist die Verdünnung einer infektiösen Spende viel geringer. Bei positiven Ergebnissen wird die Infektiosität bis zum Kleinstpool bzw. zur einzelnen Spende verfolgt.

Zusätzlich wird die Empfindlichkeit bei der Untersuchung der gepoolten Probenmengen dadurch weiter gesteigert, daß infektiöses Virus durch Ultrazentrifugation vor der Vermehrung weiter angereichert wird. Dabei bereitet die sehr variable Dichte von HCV Schwierigkeiten, wodurch das Virus entweder im Pellet (dem Bodensatz), auf der Flüssigkeitssäule oder auch frei flottierend in der Flüssigkeit anzutreffen sein kann.

Man kann die Empfindlichkeit im Prinzip auch durch eine Antigen-Capture-PCR weiter steigern. Bei dieser Methode erfolgt die Anreicherung durch eine Antigenbindung an eine antikörpergecoatete Matrix. Diese Methode kann äußerst erfolgreich sein, wenn sich die Antikörper gegen die richtigen Virusantigene richten; sie kann aber bei wesentlichen Mutationen des Virus (Escape-Mutanten bei HBV) oder Immunkomplexen möglicherweise versagen.

Virusinaktivierung und ihre Grenzen

Insgesamt kann die Aufgabe der Pool-PCR nicht in der Garantie der Virusfreiheit von Plasmapools, sondern nur in einer möglichst guten Begrenzung der Virusbelastung der Pools gesehen werden. Die Aufgabe der Beseitigung der Restinfektiosität fällt dann nach entsprechenden Vorschriften zu validierenden Virusinaktivierungsverfahren zu.

Bei dieser Validierung gibt es einige theoretische und praktische Probleme, die der Übertragbarkeit der Ergebnisse auf den wirklich durchgeführten Prozeß Grenzen setzen. Die Validierung kann nämlich nicht in der eigentlichen Herstellungsanlage im Produktionsmaßstab erfolgen; diese muß zunächst drastisch auf Labormaßstab verkleinert werden. Alle produktionsbezogenen Parameter wie Substanzkonzentrationen, pH, Temperaturen usw. müssen aber bei dieser Maßstabsverkleinerung beibehalten werden.

Da für HAV, HBV und HCV keine geeigneten Infektionsnachweissyteme bestehen, müssen statt dieser Viren solche mit möglichst ähnlichen Eigenschaften (Modellviren) verwendet werden. Das als nichtumhülltes RNA-Virus lange verwendete Poliovirus ist deutlich hitzeempfindlicher als das HAV, das zur gleichen Kategorie von Viren gehört. Die Empfindlichkeit von Zellkultursystemen für infektiöses HIV ist wahrscheinlich deutlich geringer als die Infektiosität im biologischen System.

Aus technischen Gründen wird die Virusinaktivierungsleistung einzelner Teilschritte gemessen und die Inaktivierungsleistung aller Teilschritte multipliziert (Addition der entsprechenden Log-Werte), wobei man von der unbewiesenen Annahme ausgeht, daß ein Virus, das einen Inaktivierungsschritt unbeschadet übersteht, für den nächsten voll empfindlich ist.

Für die Virusverminderung im gesamten Produktionsprozeß wurde nun vom Paul-Ehrlich-Institut (1994) ein Faktor von 10^{10} für umhüllte und von 10^{6} für die schwieriger zu inaktivierenden, aber transfusionsmedizinisch auch weniger bedeutsamen nichtumhüllten Viren gefordert. Diese Forderung stieß zunächst in Europa auf heftigen Widerstand (Paul-Ehrlich-Institut 1995), wird sich aber voraussichtlich langfristig umsetzen lassen. Die Spalte 7 von Tabelle 3 zeigt jedoch, daß auch bei diesem Ausmaß der Virusinaktivierung noch infektiöse Viren ins Endprodukt gelangen könnten, wenn die Virusbelastung nicht z. B. durch eine hochempfindliche Pool-PCR begrenzt wird.

Technisch kann die Sensitivität und Spezifität der PCR durch geeignete Auswahl der Verfahren

- der Genomisolierung,
- der Stringenz der Amplifikation und
- der Art des Nachweises des PCR-Produktes

beeinflußt werden, wobei die jeweils empfindlicheren Methoden möglicherweise weniger spezifisch sind (also auch falsch-positive Resultate zeigen können), bei spezifischeren Methoden aber möglicherweise Abstriche an der Empfindlichkeit in Kauf genommen werden müssen. Ringversuche der vergangenen Jahre haben gezeigt, daß eine empfindliche PCR-Testung in der Routinediagnostik möglich ist, sofern geeignete Referenzmaterialien verwendet werden. Bisher genügt nur ein kleiner Teil der Laboratorien den methodischen Ansprüchen (Gerlich et al. 1995).

Einzelspendertestung mit PCR

Derzeit bewegt ein weiteres, schwer lösbares Problem Transfusionsmediziner und Juristen: Sehr viele in Deutschland in Plasmapools eingebrachte Plasmen werden nicht durch kommerzielle Plasmapherese, sondern im Rahmen einer Vollblutspende gewonnen. Der Anteil der Vollblutspenden am Plasmaaufkommen wird mit der Verbreitung des gentechnisch hergestellten Faktors VIII noch deutlich steigen. Zu jedem so gewonnenen Poolplasma gibt es in diesem Fall auch ein Erythrozytenkonzentrat und oft auch ein Thrombozytenkonzentrat. Ergibt die Testung der Plasmapools mit PCR auf HBV, HCV oder HIV ein positives Resultat, kommt die Frage auf, ob und ggf. wie dieses Ergebnis für das Erythrozytenkonzentrat verwendet werden muß. Es ergibt sich die Notwendigkeit, den PCR-positiven Einzelspender zu identifizieren. Außerdem muß man den kürzlich transfundierten Empfänger davon unterrichten, daß die ihm verabreichte Blutkonserve, zunächst für den Blutspendedienst unerkennbar, mit HBV, HCV oder HIV infiziert war.

Will man die Freigabe der Erythrozytenkonzentrate vom Ergebnis der PCR abhängig machen, müßte die Testung wegen der nur kurzen Haltbarkeit der

Erythrozytenkonzentrate sehr schnell erfolgen und damit deutlich anders gestaltet werden als bisher ins Auge gefaßt. Eine Freigabe von Thrombozytenkonzentraten nach PCR-Ergebnis erscheint wegen der kurzen Haltbarkeit von maximal 5 Tagen z. Z. kaum denkbar.

Zusammenfassung

Plasmaproteinpräparate sind bereits heute in bezug auf Virusinfektionen sehr sichere Arzneimittel. Eine Testung des Ausgangsmaterials durch PCR kann die Belastung durch relevante Viren begrenzen und damit einen zusätzlichen Beitrag zur Sicherheit der Produkte leisten. Aber auch mit PCR-Testung läßt sich eine absolute Sicherheit nicht garantieren.

Bei der PCR gibt es noch offene Fragen zur Testdurchführung, Logistik, Standardisierung und Qualitätskontrolle, die aber prinzipiell lösbar erscheinen. Ein besonderes Problem ergibt sich aus der Frage, wie Ergebnisse der Pooltestung für Einzelspender berücksichtigt werden können. Dieses Problem würde in letzter Konsequenz zur Einzelspendertestung im Blutspendedienst mittels PCR führen. Bevor man jedoch diese Konsequenz zieht, sollten nicht nur technische Gesichtspunkte, sondern auch die immensen Kosten bedacht werden, die angesichts des ohnehin schon sehr geringen Restrisikos sehr ernsthaft erwogen werden müssen.

Literatur

Allain J, Gazengel C, Sultan Y, Verroust F, and the French Hemophilia Study Group (1986) Clinical evaluation of a heat-treated high-purity factor VIII concentrate. Ricerca 16: 245

Allain JP, Dailey SH, Laurian Y, Vallari DS, Rafowicz A, Desai SM, Devare SG (1991) Evidence for persistent hepatitis C virus (HCV) infection in hemophiliacs. J Clin Invest 88(5): 1672–1679

Azimi PH, Roberto RR, Guralnik J, Livermore T, Hoag S, Hagens S, Lugo N (1986) Transfusion-acquired hepatitis A in a premature infant with secondary nosocomial spread in an intensive care nursery. Am J Dis Child 140(1): 23–27

Azzi A, Ciappi S, Zakrzewska K, Morfini M, Mariani G, Mannucci PM (1992) Human parvovirus B19 infection in hemophiliacs first infused with two high-purity, virally attenuated factor VIII concentrates. Am J Hematol 39(3): 228–230

Berntorp E, Nielsson IM, Ljung R, Widell A (1990) Hepatitis C virus transmission by monoclonal antibody purified factor VIII concentrate [letter]. Lancet 335: 1531–1532

Björkander J, Cunningham-Rundless C, Lundin P, Olsson R, Söderström R, Hanson LA (1988) Intravenous immunoglobulin prophylaxis causing liver damage in 16 of 77 patients with hypogammaglobulinemia or IgG subclass deficiency. Am J Med 84(1): 107–111

Bjoro K, Froland SS, Yun Z, Samdal HH, Haaland T (1994) Hepatitis C infection in patients with primary hypogammaglobulinemia after treatment with contaminated immune globulin. N Engl J: 1607-1611

Blanchette VS, Vorstman E, Shore A, Wang E, Petric M, Jett BW, Alter HJ (1991) Hepatitis C infection in children with hemophilia A and B. Blood 78(2): 285-289

Bruce SA, Murray K (1995) Mutations of some critical amino acid residues in the hepatitis B virus surface antigen. J Med Virol 46(2): 157-161

Bundesärztekammer. Arzneimittelkommission der deutschen Ärzteschaft (1992) Abwehr von Arzneimittelrisiken, Stufe II: Arzneimittel aus Blut oder Plasma vom Menschen - Anordnung der HCV-Antikörper-Testung. Dt Ärztebl 89(41): B-2119

Bundesgesundheitsamt (1991) Abwehr von Arzneimittelrisiken, Stufe II: Arzneimittel aus Blut oder Plasma vom Menschen - Anordnung der HCV-Antikörper-Testung. BAnz 80, 27. April 1991, S 2915

Carman WF, Thomas HC, Zuckerman AJ, Harrison T (1993) Molecular variants. In: Viral hepatitis. Scientific basis and clinical management. Zuckerman AJ, Thomas HC (eds), Churchill Livingstone, Edinburgh, pp 115-136

Caspari G, Gerlich WH, Jilg W (1995) Bluttransfusion und Hepatitis B: ein altes Problem in neuem Gewand. Dt Ärzteblatt 92: A-2126-2128

CDC (1996a) Hepatitis A among persons with hemophilia who received clotting factor concentrate - United States, September-December 1995. Morb Mort Weekly Rep 45(2): 29-32

CDC (1996b) Persistent lack of detectable HIV-1 antibody in a person with HIV infection - Utah, 1995. Morb Mort Weekly Rep 45(9): 181-185

Colombo M, Mannucci PM, Carnelli V, Savidge GF, Gazengel C, Schimpf K (1985) Non-A, non-B hepatitis by heat-treated factor VIII concentrates. Lancet ii: 1-4

Dietrich SL, Mosley JW, Lusher JM, Hilgartner MW, Operskalski EA, Habel L, Aledort LM, Gjerset GF, Koerper MA, Lewis BH, Pegelow CH, the Transfusion Safety Study Group (1990) Transmission of human immunodeficiency virus type 1 by dry-heated clotting factor concentrates. Vox Sang 59(3): 129-135

Garson JA, Tuke PW, Makris M, Briggs M, Machin SJ, Preston FE, Tedder RS (1990) Demonstration of viraemia patterns in haemophiliacs treated with hepatitis-C-virus-contaminated factor VIII concentrates. Lancet 336: 1022-1025

Gerety RJ, Aronson DL (1982) Plasma derivatives and viral hepatitis. Transfusion 22(5): 347-351

Gerlich WH, Heermann KH, Thomssen R, and the Eurohep Group (1995) Quantitative assays for hepatitis B virus DNA: standardization and quality control. Viral Hepatitis Rev 1(1): 53-57

Gerritzen A, Schneweis KE, Brackmann HH, Oldenburg J, Hanfland P, Gerlich WH, Caspari G (1992) Acute Hepatitis A in haemophiliacs. Lancet 340: 1231-1232

Große-Bley A, Eis-Hübinger AM, Kaiser R, Oldenburg J, Brackmann HH, Schwarz TF, Schneweis KE (1994) Serological and virological markers of human parvovirus B19 infection in sera of hemophiliacs. Thromb Haemost 72(4): 503-507

Hamouda O, Kiehl W, Voß L, Siedler A, Altmann D, Kollan C, Baars C, Kotzur KH, Meyer B, Schwartländer B, Koch MA (1995) AIDS/HIV 1994. Bericht zur epidemiologischen Situation in der Bundesrepublik Deutschland zum 31.12.1994. RKI-Heft 6/1995, Robert-Koch-Institut, Berlin

Heimburger N, Karges HE, Weidmann E (1987) Virus safety of pasteurized factor VIII and factor IX concentrates: study in virgin patients. Develop Biol Standard 67: 303-310

Jantsch-Plunger V, Beck G, Maurer W (1995) PCR detection of a low viral load in a prothrombin complex concentrate that transmitted hepatitis B virus. Vox Sang 69: 352-354

Jilg W, Sieger E, Zachoval R, Schätzl H (1995) Individuals with antibodies against hepatitis B core antigen as the only serological marker for hepatitis B infection: high percentage of carriers of hepatitis B and C virus. J Hepatol 23(1): 14-20

Johnson Z, Thornton L, Tobin A, Lawlor E, Power J, Hillary I, Temperley I (1995) An outbreak of hepatitis A among Irish hemophiliacs. Int J Epidemiol 24(4): 821-828

Klarmann D, Kreuz W, Auerswald G, Auberger K, Rabenau H, Gürtler L, Roggendorf M (1995) Hepatitis C and pasteurized factor VIII and IX concentrates [letter]. Thromb Haemost 73: 736-737

Kleim J-P, Bailly E, Schneweis KE, Brackmann HH, Hammerstein U, Hanfland P, van Loo B, Oldenburg J (1990) Acute HIV-1 infection in patients with hemophilia B treated with ß-propiolactone-UV-inactivated clotting factor. Thromb Haemost 64(2): 336-337

Lane RS (1983) Non-A, non-B hepatitis from intravenous immunoglobulin [letter]. Lancet ii: 974-975

Lee KK, Vargo LR, Le CT, Fernando L (1992) Transfusion-acquired hepatitis A outbreak from fresh frozen plasma in a neonatal intensive care unit. Pediatr Infect Dis J 11(2): 122-123

Lever AML, Webster ADB, Brown D, Thomas HC (1984) Non-A, non-B hepatitis occuring in agammaglobulinaemic patients after intravenous immunoglobulin. Lancet ii: 1062-1064

Lever AML, Webster ADB, Brown D, Thomas HC (1984) Non-A, non-B hepatitis after intravenous gammaglobulin [letter]. Lancet 1985 i: 587

Luban NLC (1994) Human parvoviruses: implications for transfusion medicine. Transfusion 34(9): 821-827

Lush CJ, Chapman CS, Mitchell VE, Martin C (1988) Transmission of hepatitis B by by dry-heat treated factor VIII and IX concentrates [letter]. Br J Haematol 69: 421

Mannucci PM, Colombo M, Rodeghiero F (1985) Non-A, non-B hepatitis after factor VIII concentrate treated by heating and chloroform [letter]. Lancet ii: 1013

Mannucci PM, Zanetti AR, Colombo M, and the Study Group of the Fondazione dell'Emofilia (1988) Prospective study of hepatitis after factor VIII concentrate exposed to hot vapour. Br J Haematol 68: 427-430

Mannucci PM, Zanetti AR, Colombo M, Chistolini A, De Biasi R, Musso R, Tamponi G, for the Study Group of the Fondazione dell'Emofilia (1990) Antibody to hepatitis C virus after vapour-heated factor VIII concentrate. Thromb Haemost 64: 232-234

Mannucci PM, for the Medical-Scientific Committee, Fondazione dell'Emofilia (1992) Outbreak of hepatitis A among Italian patients with haemophilia [letter]. Lancet 339: 819

Mannucci PM, Gdovin S, Gringeri A, Colombo M, Mele A, Schinaia N, Ciavarella N, Emerson SU, Purcell RH (1994) Transmission of hepatitis A to patients with hemophilia by factor VIII concentrates treated with organic solvent and detergent to inactivate viruses. Ann Intern Med 120(1): 1-7

Meisel H, Reip A, Faltus B, Lu M, Porst H, Wiese M, Roggendorf M, Krüger DH (1995) Transmission of hepatitis C virus to children and husbands by women infected with contaminated anti-D immunoglobulin. Lancet 345: 1209-1211

Morfini M, Longo G, Rossi-Ferrini P, Azzi A, Zakrzewska C, Ciappi S, Kolumban P (1992) Hypoplastic anemia in a hemophiliac first infused with solvent/detergent treated factor VIII concentrate. The role of human B19 parvovirus. Amer J Hematol 39: 149-150

Mosley JW (1994) Should measures be taken to reduce the risk of human parvoviris (B19) infection by transfusion of blood components and clotting factor concentrates? [editorial] Transfusion 34: 744-746

Norley SG, Löwer J, Kurth R (1993) Insufficient inactivation of HIV-1 in human cryo-poor plasma by beta-propiolactone: results from a highly accurate virus detection method. Biologicals 21: 251-258

Nübling CM, Willkommen H, Löwer J (1995) Hepatitis C transmission associated with intravenous immunoglobulins [letter]. Lancet 345: 1174

Ochs HD, Fischer SH, Virant FS, Lee ML, Kingdon HS, Wedgwood RJ (1985) Non-A, non-B hepatitis and intravenous immunoglobulin [letter]. Lancet i: 404-405

Paul-Ehrlich-Institut, Bundesamt für Sera und Impfstoffe (1994) Bekanntmachung über Maßnahmen zur Abwehr von Arzneimittelrisiken. Verminderung des Risikos der Übertragung von hämatogenen Viren durch Arzneimittel, die durch Fraktionierung aus Plasma humanen Ursprungs hergestellt werden. BAnz 161, 26. August 1994, S. 9243-9244

Paul-Ehrlich-Institut, Bundesamt für Sera und Impfstoffe (1995) Bekanntmachung über Maßnahmen zur Abwehr von Arzneimittelrisiken. Verminderung des Risikos der Übertragung von Viren durch Arzneimittel, die durch Fraktionierung aus Plasma humanen Ursprungs hergestellt werden. BAnz 162, 29. August 1995, S 9636

Paxton WA, Martin SR, Tse D, O'Brien TR, Skurnick J, van Devanter NL, Padian N, Braun JF, Kotler DP, Wolinsky SM, Koup RA (1996) Relative resistance to HIV-infection of CD4 lymphocytes from persons who remain uninfected despite multiple high-risk sexual exposures. Nature Medicine 2(4): 412-417

Peerlinck K, Vermylen J (1993) Acute hepatitis A in patients with haemophilia A. Lancet 341: 179

Pierce GF, Lusher JM, Brownstein AP, Goldsmith JC, Kessler CM (1989) The use of purified clotting factor concentrates in hemophilia. Influence of viral safety, cost and supply on therapy. JAMA 261(23): 3434-3438

Pistello M, Ceccherini-Nelli L, Cecconi N, Bendinelli M, Panicucci F (1991) Hepatitis C virus prevalence in Italian hemophiliacs injected with virus-inactivated concentrates: 5-year follow-up and correlation with antibodies to other viruses. J Med Virol 33(1): 43-46

Power JP, Lawlor E, Davidson F, Yap PL, Kenny-Walsh E, Whelton MJ, Walsh TJ (1994) Hepatitis C viraemia in recipients of Irish intravenous anti-D immunoglobulin [letter]. Lancet 344: 1166-1167

Power JP, Davidson F, O'Riordan J, Simmonds P, Yap PL, Lawlor E (1995a) Hepatitis C infection from anti-D immunoglobulin [letter]. Lancet 346: 372-373

Power JP, Lawlor E, Davidson F, Holmes EC, Yap PL, Simmonds P (1995b) Molecular epidemiology of an outbreak of hepatitis C virus in recipients of anti-D immunoglobulin. Lancet 345: 1211-1213

Preston FE, Hay CRM, Dewar MS, Greaves M, Triger DR (1985) Non-A, non-B hepatitis and heat-treated factor VIII concentrates [letter]. Lancet ii: 213

Pustolemsek P, Kloft M, Kotitschke R (1993) Biotest-Stellungnahme zu HIV-1-Serokonversionen von 1990 an elf Patienten, die mit ß-Propiolacton/UV-virusinaktiviertem PPSB behandelt wurden. Infusionsther Transfusionsmed 20: 344-346

Remis RS, O'Shaughnessy MV, Tsoukas C, Growe GH, Schechter MT, Palmer RW, Lawrence DN (1990) HIV transmission to patients with hemophilia by heat-treated, donor-screened factor concentrate. Can Med Assoc J 142: 1247-54

Robert-Koch-Institut (1995) Mitteilungen des Arbeitskreises Blut des Robert Koch-Institutes: Erhöhung der Sicherheit von Plasmapräparaten durch PCR-Screening. Bundesgesundheitsblatt 12: 495

Rosenblum LS, Villarino ME, Nainan OV, Melish ME, Hadler SC, Pinsky PP, Jarvis WR, Ott CE, Margolis HS (1991) Hepatitis A outbreak in a neonatal intensive care unit: risk factors for transmission and evidence of prolonged viral excretion among preterm infants. J Infect Dis 164(3): 476-82

Rübsamen-Waigmann H, von Briesen H, Scheuermann EH, Albert J, Leitner T, Schoeppe W (1994) HIV-Infektion durch Gerinnungspräparat bei operiertem Patienten. Münchener Med Wochenschr 136(7): 97-99

Saldanha J, Minor P (1996) Incidence of hepatitis C virus RNA in anti-HCV-negative plasma pools and blood products. Vox Sang 70: 232-234

Santagostino E, Mannucci PM, Gringeri A, Azzi A, Morfini M (1994) Eliminating parvovirus B19 from blood products [letter]. Lancet 343: 798

Schiff RI (1994) Transmission of viral infections through intravenous immune globulin [editorial]. N Engl J Med 331: 1649-1650

Schneweis KE, Brackman HH, Kleim J-P, van Loo B, Bailly E, Hammerstein U, Oldenburg J, Gahr M, Hanfland P (1991) HIV-Infektionen bei Hämophilie-B-Patienten nach Anwendung eines ß-Propiolacton/UV-behandelten PPSB-Konzentrates. In: Landbeck G, I Scharrer, W Schramm (Hrsg.) 21. Hämophilie-Symposium, Hamburg 1990. Springer, Berlin Heidelberg New York

Schramm W, Roggendorf M, Rommel F, Kammerer R, Pohlmann H, Raßhofer R, Gürtler L, Deinhardt F (1989) Prevalence of antibodies to hepatitis C virus (HCV) in haemophiliacs. Blut 59: 390-2

Schramm W, Schulte-Hillen J (1994) Todesursachen und Aids-Erkrankungen Hämophiler in der Bundesrepublik Deutschland (Umfrageergebnisse September 1993). In: Scharrer I, Schramm (Hrsg.) 24. Hämophilie-Symposium: Hamburg 1993. Springer, Berlin Heidelberg New York, S. 3-8

Shikata T, Karasawa T, Abe K, Takahashi T, Mayumi M, Oda T (1978) Incomplete inactivation of hepatitis B virus after heat treatment at 60 °C for 10 hours. J Infect Dis 138(2): 242-4

Shopnick RI, Brettler DB, Bolivar E (1995) Hepatitis C virus transmission by monoclonal-purified viral-attenuated factor VIII concentrate [letter]. Lancet 346: 645

Temperley IJ, Cotter KP, Walsh TJ, Power J, Hillary IB (1992) Clotting factors and hepatitis A. Lancet 340: 1466

Thomssen R (1995) Vortrag auf der Frühjahrstagung der Gesellschaft für Virologie, Gießen, 15.-18. März 1995

Uemura Y, Yokoyama K, Nishida M, Suyama T (1989) Immunoglobulin preparation: safe from virus transmission? Vox Sang 57(1): 1-3

van den Berg W, ten Cate JW, Breederveld C, Goudsmit J (1986) Seroconversion to HTLV-III in a hemophiliac given heat-treated factor VIII concentrate [letter]. Lancet i: 803-804

Wall M (1995) Lookback for HCV donors in Ireland. Lancet 346: 366

Watson HG, Ludlam CA, Rebus S, Zhang LQ, Peutherer JF, Simmonds P (1992) Use of several second generation serological assays to determine the true prevalence of hepatitis C virus infection in haemophiliacs treated with non-virus inactivated factor VIII and IX concentrates. Br J Haematol 80: 514-518

Webster ADB, Lever AML (1986) Non-A, non-B hepatitis after intravenous gammaglobulin. Lancet 1986 i: 322

Weiland O, Mattson L, Glaumann H (1986) Non-A, non-B hepatitis after intravenous gammaglobulin. Lancet 1986 i: 976-977

Weisser J (1988) Übertragung von Human-Immunodeficiency-Virus (HIV) durch trocken-hitzebehandelte Faktor-VIII-Gerinnungspräparate? Klin Pädiatr 200(5): 375-379

Wells MA, Wittek AE, Epstein JS, Marcus-Secura C, Daniel S, Tankersley DL, Preston MS, Quinnan GV Jr. (1986) Inactivation and partition of human T-cell lymphotropic virus, type III, during ethanol fractionation of plasma. Transfusion 26: 210-213

White GC 2nd, Metthews TJ, Weinhold KJ, Haynes BF, Cromartie HL, McMillan CW, Bolognesi DP (1986) HTLV-III seroconversion associated with heat-treated factor VIII concentrate [letter]. Lancet 1986 i: 611-612

Williams PE, Yap PL, Gillon J, Crawford RJ, Galea G, Cuthbertson B (1988) Non-A, non-B-hepatitis transmission by intravenous immunoglobulin. Lancet ii: 501 (Erratum in Lancet ii: 584)

Williams PE, Yap PL, Gillon J, Crawford RJ, Urbaniak SJ, Galea G (1989) Transmission of non-A, non-B-hepatitis by pH4-treated intravenous immunoglobulin. Vox Sang 57(1): 15-8

Williams MD, Skidmore SJ, Hill FGH (1990) HIV seroconversion in haemophilic boys receiving heat-treated factor VIII concentrate. Vox Sang 58(2): 135-136

Wolfs TF, Breederveld C, Krone WJ, van den Hoek L, Bakker M, Smit L, Goudsmit J, and the Dutch Haemophilia Group (1988) HIV-antibody seroconversions in Dutch haemophiliacs using heat-treated and non heat-treated coagulation factor concentrates. Thromb Haemost 59: 396-399

Yu MW, Mason BL, Guo ZP, Tankerley DL, Nedjar S, Mitchell FD, Biswas RM (1995) Hepatitis C transmission associated with intravenous immunoglobulins [letter]. Lancet 345: 1173-1174

KAPITEL 6

Perioperatives Blutungsrisiko bei Einnahme von Aggregationshemmern und NSAR

H. PATSCHEKE

Störungen der zellulären Hämostase gehören zu den häufigsten Hämostasestörungen in der Klinik. Das bedeutet, daß beim Ausschluß eines perioperativen Blutungsrisikos keineswegs nur Störungen der plasmatischen Gerinnung und Fibrinolyse sondern ebenso *Störungen der zellulären Hämostase* zu beachten sind. Da hereditäre Störungen sowohl der plasmatischen wie der zellulären Hämostase selten sind, stehen erworbene und allen voran medikamentöse Wirkungen im Vordergrund.

Medikamentenbedingte Störungen der Hämostase

- plasmatische Hämostase:
- – Antikoagulanzien
  - Cumarine,
  - Heparin, Heparinoide,
  - Hirudin u. a.,
  - direkte Antithrombine,
  - aktiviertes Protein C,
  - Fibrinolytika:
    - t-PA,
    - Streptokinase,
    - Urokinase,
    - APSAC,

- zelluläre Hämostase:
- – Aggregationshemmer:
  - Aspirin (ASS),
  - Tiklopidin, Clopidogrel,
  - GPIIb/IIIa-Antagonisten,
- – Penizillin, Moxalactam u. ä.

Es ist das Wesen von Antikoagulanzien und Aggregationshemmern, daß sie das Hämostasepotential herabsetzen, nämlich mit dem Ziel, eine antithrombotische Wirkung zu erreichen. Ihre Anwendung ist daher potentiell mit einem Blutungsrisiko verbunden, insbesondere dann, wenn Antikoagulanzien oder Fibrinolytika zusammen mit Aggregationshemmern eingesetzt werden.

Bezüglich der perioperativen Einschätzung der zellulären Hämostase ist die Tatsache zu beachten, daß die Gruppe der am häufigsten eingenommenen Medikamente, nämlich Aspirin und andere nichtsteroidale Antirheumatika (NSAR), die Plättchenfunktion hemmen. In den USA werden jährlich 16000 t Aspirin verkauft

[12], was pro Einwohner einer täglichen Aspirindosis von 1 Tbl. entspricht. So kann es nicht überraschen, daß vor ungeplanten Operationen eine Aspirineinnahme in bis zu mehr als der Hälfte (52 %) der Fälle beschrieben wurde [5].

Aspirin verlängert die Blutungszeit um durchschnittlich 1,5–2 min [4] und erzeugt einen begrenzten Hämostasedefekt. Gemessen an anderen Aggregationshemmern ist daher auch das durch Aspirin bedingte peri- und postoperative Blutungsrisiko eher gering. Das Blutungsrisiko hängt nicht nur von der Ausdehnung und Lokalisation des betroffenen Organs ab, sondern auch vom pharmakologischen Angriffspunkt des Hemmers. Bei den Aggregationshemmern finden derzeit in der Praxis 3 Wirkprinzipien Anwendung (Tabelle 1).

Aspirin und andere NSAR unterbrechen die Prostaglandin- und Thromboxan-A_2-Synthese in den Plättchen und schalten damit die Bildung des stärksten Sekundäragonisten der Plättchenfunktion aus. *Ticlopidin und Clopidogrel* blockieren die ADP-Wirkung auf die Plättchen, und da ADP wie Thromboxan A_2 aus bereits aktivierten Plättchen freigesetzt wird, wiederum einen Sekundäragonisten der Plättchen. Sowohl Aspirin als auch Ticlopidin können dadurch jedoch die Plättchenfunktion insoweit nicht attackieren, als sie durch andere Agonisten wie Thrombin oder Kollagen direkt ausgelöst wird. Weil Aspirin und Ticlopidin die durch Thromboxan A_2 bzw. ADP vermittelte *Feedbackverstärkung der Plättchenaggregation* hemmen, schwächen sie die Plättchenfunktion lediglich ab, und damit bleibt auch das Blutungsrisiko begrenzt.

Bei Aspirin können gastrointestinale Blutungen besonders häufig auftreten, da Aspirin zusätzlich die gastrointestinalen Schleimhäute schädigt. Bei Ticlopidin sind, trotz vergleichbarer aggregationshemmender Wirkung, die gastrointestinalen Nebenwirkungen geringer [7].

Im Gegensatz zu Aspirin und Ticlopidin, die sich nur gegen bestimmte Plättchenagonisten richten, betreffen GPIIb/IIIa-Hemmer die gemeinsame Endstrecke des Aggregationsmechanismus, unabhängig vom Auslöser der Plättchenaktivierung. Die neue Klasse der *GPIIb/IIIa-Antagonisten* blockiert die Bindung von Fibrinogen und Von-Willebrand-Faktor an deren gemeinsamen Rezeptor auf aktivierten Thrombozyten. Damit wird der Aggregationsmechanismus, ähnlich wie bei der hereditären Thrombasthenie Glanzmann, selektiv ausgeschaltet. GPIIb/IIIa-Antagonisten können bei entsprechender Dosierung daher ein wesentlich höheres Blutungsrisiko heraufbeschwören. Aufgrund ihres ausgeprägten antiaggregatorischen Potentials werden sie insbesondere in der Kardiologie zur Re-

Tabelle 1. Thrombozytenfunktionshemmer

Arzneimittel	Wirkprinzip
Aspirin und andere NSAR	Hemmung der von PGH_2/TXA_2-abhängigen Aggregation
Ticlopidin, Clopidogrel	Hemmung der ADP-induzierten Aggregation
Mab 7E3 F(ab) und andere GPIIb/IIIa-Antagonisten	Hemmung des Plättchenrezeptors für Fibrinogen und vWF

stenoseprophylaxe nach PTCA, bei instabiler Angina pectoris oder nach Myokardinfarkt eingesetzt [2].

Thrombinantagonisten wie Hirudin und andere Substanzen, die die katalytische Wirkung von Thrombin hemmen, sind in erster Linie Gerinnungshemmer (Antikoagulanzien). Da Thrombin aber auch ein wichtiger Plättchenagonist ist, haben Thrombinantagonisten potentiell auch antiaggregatorische Wirkungen. Allerdings liegen die plättchenwirksamen Thrombinkonzentrationen deutlich unter denen, die zur Fibrinbildung führen. Dementsprechend wirken Thrombininhibitoren antikoagulatorisch in Dosierungen, die die thrombinabhängige Plättchenfunktion noch nicht beeinträchtigen. Bei hohen Hirudindosierungen kann man allerdings als Zeichen einer zusätzlichen Hemmung der Plättchenfunktion auch eine Verlängerung der Blutungszeit beobachten [6]. In solchen Fällen besteht wegen der starken Gerinnungshemmung und der zusätzlichen Hemmung der Plättchenfunktion ein höheres Blutungsrisiko.

Unabhängig von ihrem Wirkungsmechanismus greifen Antikoagulanzien stets auch unmittelbar in die Bildung und Wirkung von Thrombin und damit die Endstrecke der Gerinnung ein. Von den Aggregationshemmern gilt das entsprechende nur für die GPIIb/IIIa-Antagonisten, die den eigentlichen Aggregationsvorgang, nämlich die Bildung von Fibrinogen-/Von-Willebrand-Faktor vermittelten Plättchen-Plättchen-Brücken hemmen. Aspirin, NSAR oder Ticlopidin begrenzen die Plättchenaktivierung dagegen nur, indem sie die Bildung oder Wirkung bestimmter, sekundärer Plättchenagonisten ausschalten, aber z. B. die biologisch wichtige, durch Thrombin direkt induzierbare Plättchenaggregation nicht behindern. Daraus resultiert, daß Aspirin oder Ticlopidin allein kein wesentliches Blutungsrisiko heraufbeschwören, wenn nicht weitere, die Hämostase beeinträchtigende Faktoren wie z. B. eine ausgeprägte Thrombozytopenie, Antikoagulation o. ä. vorliegen. Anders als bei Antikoagulanzien entfällt damit auch die Notwendigkeit einer Therapiekontrolle. Beim therapeutischen Einsatz von Aspirin als Aggregationshemmer ist vielmehr die Dosierung darauf abzustellen, eine vollständige Blockade der Thromboxansynthese in den Plättchen zu erreichen [10], um überhaupt einen therapeutischen Effekt zu erzielen.

Wegen der besonders hohen Prävalenz einer Aspirineinnahme und den sich daraus ergebenden perioperativen Konsequenzen sind die Besonderheiten der *Pharmakodynamik von Aspirin* zu beachten. Aspirin wirkt auf die Plättchen nämlich auch dann noch, wenn es bereits inaktiviert bzw. ausgeschieden wurde ($\leq$ 2 h). Aspirin acetyliert die Zyklooxygenase, das Schlüsselenzym der Prostaglandin- und Thromboxansynthese. Da Plättchen das Enzym nicht neu synthetisieren können, hält die Aspirinwirkung während ihrer gesamten Lebenszeit von ca. 10 Tagen an. Nach Absetzen von Aspirin klingt daher die Aspirinwirkung in dem Maße ab, wie neu gebildete Plättchen in die Zirkulation gelangen. Eine Normalisierung der nach Aspirineinnahme verlängerten Blutungszeit tritt nach 3–4 Tagen ein, sofern keine weiteren Faktoren wie z. B. eine niedrige Plättchenzahl die Plättchenfunktion beeinträchtigen. Solange die Gerinnung nicht gestört ist, ist die Gerinnselqualität gut, so daß auch bei anhaltender Aspirinwirkung keine Sekundärblutungen erwartet werden müssen [4].

Die Blutungszeit korreliert *nicht* mit dem peri- und postoperativen Blutungsrisiko (mit und ohne Aspirin)!

Wegen der oft lückenhaften Anamnese und der Bedeutung, die ein perioperatives Blutungsrisiko haben kann, wäre ein Test wünschenswert, mit dem man das zelluläre Hämostasepotential objektivieren kann. Der Globaltest der zellulären Hämostase ist die Bestimmung der *Blutungszeit*. Allerdings wurde wiederholt dokumentiert, daß der prädiktive Wert einer verlängerten Blutungszeit hinsichtlich des perioperativen Blutverlustes gering ist [3, 9]. Das gilt auch hinsichtlich des Blutungsrisikos nach Aspirineinnahme [3]. Ein generelles Screening mit Hilfe der Blutungszeitbestimmung verbietet sich daher, ganz abgesehen von dem beträchtlichen Aufwand und der gelegentlichen Narbenbildung an der Inzisionsstelle. Allerdings gibt es bisher keine Alternative, und insbesondere dann, wenn anamnestische Hinweise auf das Vorliegen einer Blutungsdiathese bestehen, ist die Bestimmung der Blutungszeit in erfahrener Hand am ehesten geeignet, eine Einschätzung der zellulären Hämostase zu ermöglichen.

Kenngrößen der zellulären Hämostase

1) *Plättchenkonzentration.*
2) *Blutungszeit*
   nach Ivy in der Modifikation nach Mielke, „template bleeding time".
3) *In-vitro-Blutungszeit*
   - Thrombostat 4000™, PFA-100™.
4) *Aggregometertests*
   - kollageninduzierte Aggregation,
   - ristocetininduzierte Agglutination.
5) *Flowzytometrie*
   - Plättchenaktivierbarkeit in vitro:
     - induzierte Aggregation (ADP, Arachidonsäure, Ristocetin),
     - induzierte Expression von aktivierungsabhängigen Antigenen,
   - Plättchenaktivierung in vivo:
     - Expression von Fibrinogen, CD 62 P, CD 63 und Neoantigenen.

Weitergehende Plättchenfunktionsdiagnostik, ohne vorherige Bestimmung der Blutungszeit, wäre unangemessen. Eine mögliche Alternative zur In-vivo-Blutungszeit zeichnet sich mit der Bestimmung der *In-vitro-Blutungszeit* [8] ab, die inzwischen mit einem vollmechanisierten System (PFA-100™) in Vollblutproben durchgeführt werden kann. In den bisher vorliegenden kleinen Studien erwies sich das System als sehr präzise in der Serie, als empfindlich für Aspirin und andere Aggregationshemmer sowie angeborene und erworbene Plättchenfunktionsstörungen [1]. Ob sich dieses Verfahren für einen breiteren perioperativen Einsatz empfiehlt, müssen noch Studien zeigen [12].

Vor der Labordiagnostik sollte stets die Anamnese und der klinische Befund stehen. Eine einschlägige Familienanamnese, Blutungen bei Zahnextraktionen, Leber-, Nieren- und myeloproliferativen Erkrankungen oder gar klinische Blutungszeichen haben noch immer größeres Gewicht bei der Einschätzung des perioperativen Blutungsrisikos als *In-vivo-* oder *In-vitro-Blutungszeit.*

Literatur

1. Alshameeri RS, Mammen EF (1995) Clinical experience with the Thrombostat 4000. Sem Thromb Hemost 21 (S2): 1–10
2. Coller BS, Anderson K, Weisman HF (1995) New antiplatelet agents: Platelet GPIIb/IIIa antagonists, Thromb Haemost 74: 302–308
3. De Caterina R, Lanza M, Strata GB, Maffei S, Salvatore L (1994) Bleeding time and bleeding: an analysis of the relationship of the bleeding time test with parameters of surgical bleeding. Blood 84: 3363–3370
4. Edmunds LH, Salzman EW (1994) Hemostatic problems, transfusion therapy, and cardiopulmonary bypass in surgical patients. In: Colman RW, Hirsh J, Marder VJ, Salzman EW (eds) Hemostasis and thrombosis: basic principles and clinical practice, 3rd edn. Lippincott, Philadelphia, pp 956–968
5. Ferraris VA, Swanson E (1983) Aspirin usage and perioperative blood loss in patients undergoing unexpected operations. Surg Gynecol Obst 156: 439–445
6. Harker LA, Hanson SR, Kelly AB (1995) Antithrombotic benefits and hemorrhagic risks of direkt thrombin antagonists. Thromb Haemost 74: 464–472
7. Hass WK, Easton JD, Adams HP et al. (1989) A randomized trial comparing triclopidin hydrochloride with aspirin for the prevention of stroke in high-risk patients. N Engl J Med 321: 501–507
8. Kratzer MAA, Born GVR (1985) Simulation of primary hemostasis in vitro. Haemostasis 15: 357–362
9. Lind SE (1991) The bleeding time does not predict surgical bleeding. Blood 77: 2547–2552
10. Reilly IAG, FitzGerald GA (1987) Inhibition of thromboxane formation in vivo and ex vivo: Implications for therapy with platelet inhibitory drugs. Blood 69: 180–186
11. Ulshöfer B, Dorst V, Kretschmer V, Köhl H, Riedmiller H (1995) Hemostaseological management of urological operations in patients taking aspirin using the Thrombostat 4000. Sem Thromb Hemost 21 (S2): 52–58
12. Weissmann G (1991) Aspirin: alte und neue Erkenntnisse. Spektrum Wiss März: 118–126

Central Nerve Blocks and Anticoagulants

E. P. VANDERMEULEN

Introduction

The occurrence of transient or permanent nerve damage following epidural (EA) or subarachnoid anesthesia (SA) is estimated to be extremely low. In the case series reviewed by Tryba [1], three patients out of 850 000 developed a spinal hematoma following EA, whereas no hematomas were seen after 650 000 subarachnoid blocks. A subsequent meta-analysis estimated the risk for spinal hematoma to be 0.0007 % and 0.0005 % after EA and SA, respectively. In another recent, large, prospective multicenter study on EA in an obstetric population, only five events were found that were associated with permanent nerve damage out of a total of 505 000 blocks (0.001 %) [2]. More recently, Dahlgren and Törnebrandt [3] found 13 cases of persisting nerve lesions in a total of 17 733 central nerve blocks (CNB). A spinal hematoma was identified in only four of the patients. Although spinal cord lesions caused by a subdural, epidural, or subarachnoid compressing hematoma after CNB are extremely seldom, they are dramatic in their presentation and sequelae. Spinal epidural hematomas are the most common form of bleeding in the spinal canal, presumably because of the prominent epidural venous plexus [4]. Spinal subdural hematomas are the rarest of the intraspinal hematomas because of the diluting and redistributing effect of the cerebrospinal fluid [5, 6]. Furthermore, unlike the epidural space, the subarachnoid space does not contain major blood vessels.

In a previously published literature review covering the period 1906–1994, we found 61 cases of spinal hematoma that were reported after EA or SA [7]. In the majority of these patients, some form of bleeding disorder or anticoagulant therapy was present. In contrast, spontaneous spinal hematomas have been reported in patients who did not have a bleeding disorder or undergo an instrumental manipulation (i. e., diagnostic or therapeutic subarachnoid punctures) of the spinal structures or a central nerve-blocking technique. Although most authors agree that therapeutic "full" anticoagulation and the use of vitamin K antagonists are to be considered as absolute contraindications to the use of CNB, the situation is not always as clear.

During the last two decades there has been a tremendous increase both in the use of central nerve-blocking techniques and the number of patients receiving some form of anticoagulant therapy. It is now common practice to provide anti thrombotic therapy to surgical patients at high risk for developing deep vein thrombosis (DVT) and subsequent pulmonary thromboembolism (PTE). Other patients are treated with drugs possessing platelet aggregation-inhibition properties as a side effect (most of the nonsteroidal anti-inflammatory durgs, NSAID) or as their most prominent effect (e. g., ticlopidine, dipyridamole). Finally, an increased use of CNB will inevitably cause an increase in the number of neurological complications following CNB, independent of the presence of clotting disorders or anticoagulants in the patient population.

Anticoagulants

Unfractionated Heparin

Unfractionated heparin (UH) is a heterogeneous molecular mixture with an average relative molecular mass of approximately 15 000 dalton. It is marketed as sodium or calcium heparin and prepared from porcine intestinal mucosa and/or bovine lung. Semisynthetic polymers have also been developed. One unit of heparin is defined as the volume of a solution containing heparin that is necessary to prolong to 1 h the clotting time of 1 ml citrated sheep blood to which 0.2 ml of calcium chloride 1 % has been added. Heparin forms a complex with antithrombin III (AT III), by itself a slow-acting α_2-globulin protease inhibitor in plasma [8, 9]. The heparin-AT III complex binds with increased velocity to thrombin (factor IIa), to factor Xa, and to a lesser extent to factors IXa, XIa, and XIIa and blocks their actions. Subsequently, heparin then dissociates from the AT III-protease complex and binds to and catalyzes the anticoagulant action of another AT III molecule. The heparin-AT III complex not only neutralizes formed thrombin, it also impedes thrombin generation by inhibiting factor Xa (common to both the intrinsic and extrinsic pathways) and interrupts positive feedback loops (the activation of factors V and VIII by small amounts of thrombin) (Fig. 1).

In the extrinsic pathway, heparin has only a limited effect on the Xa–Va-phospholipid complex activity (i. e., prothrombinase), although it has a definite anti-factor Xa activity [9]. This is caused by the high amount of factor Xa generated through the extrinsic pathway. Furthermore, only small amounts of factor V are necessary to stimulate the system, thus making prothrombinase virtually insensitive to factor Xa inhibition. In the intrinsic pathway, the thrombin-dependent formation of factor VIIIa is the key to an explosive production of thrombin. Heparin diminishes the thrombin level, thus decreasing the activation of factor VIII, which then further reduces thrombin formation. When injected intravenously (IV) or subcutaneously (SC), UH has a very short half-life not exceeding 60 min or 3 h, respectively. Bioavailability does not exceed 30 %, and plasma clearance occurs mainly by renal filtration and endothelial uptake. The anticoagulating activities of UH can be completely reversed by the administration of protamine.

Low Molecular Weight Heparin

Low molecular weight heparins (LMWH) are fractions or fragments of UH with an average molecular weight of approximately 5000 dalton. Although the LMWH share many properties, there may be considerable differences between the individual LMWH depending on the method of preparation. LMWH also bind to AT III, but this results in far less anti-IIa activity [10, 11]. LMWH are characterized by a factor Xa inhibition to thrombin inhibition ratio of 3:1 to 5:1, in contrast to the 1:1 ratio of UH. LMWH may differ from UH in their action on the fibrinolytic pa-

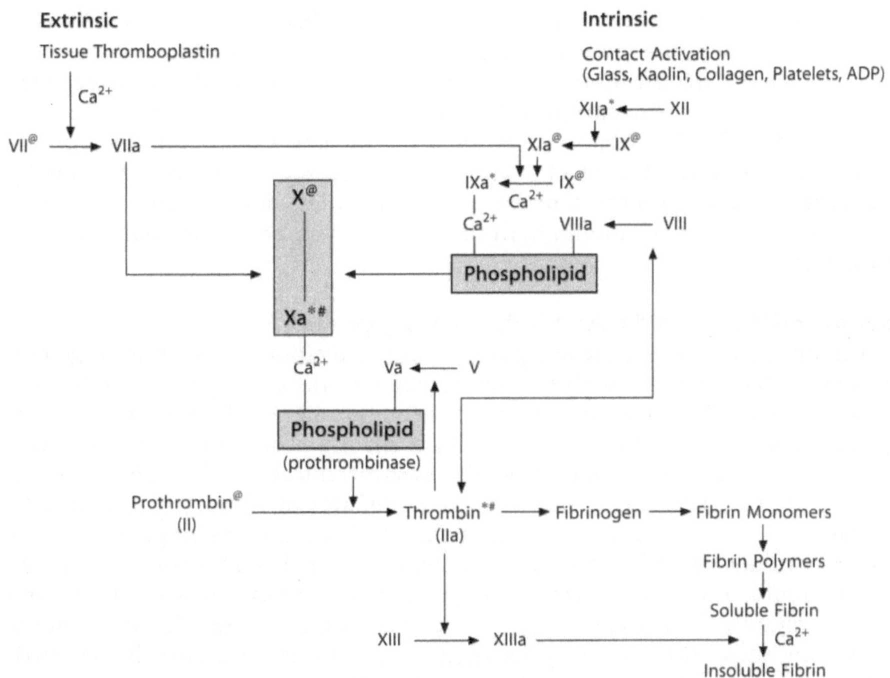

Fig. 1. Coagulation cascade. *, Site of action of unfractionated heparin-AT III complex; #, site of action of low molecular weight heparin; @, site of action of vitamin K antagonists

thway, platelet function, and fibrinogen binding. In fact, LMWH produce a dose-dependent clot-lytic activity which can be compared to that of clinically effective doses of urokinase [12] and that may be caused by the release of tissue plasminogen activator [13, 14], which was significantly higher than with UH [15]. In addition, compared to UH, the presence of LMWH significantly reduced the binding of fibrinogen to platelets [16] and endothelial platelet binding [17], resulting in a more vulnerable clot formation. The pharmacokinetics of LMWH are quite different from those of UH: they have a greater bioavailability (100 %) and a longer biological half-life after subcutaneous injection (4–7 h), making one daily injection sufficient. The half-life of LMWH is about 2 h after intravenous injection, while plasma clearance is mainly by renal filtration with a potential accumulation in the presence of renal insufficiency. Clotting times such as the activated clotting time (ACT) and the activated partial thromboplastin time (aPTT) remain largely unaffected by LMWH. Although protamine inhibits the anti-factor IIa activity of LMWH, a residual (60 %–80 %) anti-Xa or antithrombotic activity persists.

Oral Anticoagulants

Coumarin and warfarin are drugs that interfere with the metabolism of vitamin K and thus are also known as vitamin K antagonists [8]. Vitamin K depletion causes the production of deficient coagulation factors II, VII, IX, and X that are no longer capable of chelating calcium (Fig. 1). In addition, the prothrombin activation is also directly decreased. Following oral intake, there is a rapid absorption from the gastrointestinal tract, with peak plasma levels reached within 1–4 h following ingestion. However, the anticoagulant effect only becomes visible over the next few days, when a significant decrease in the concentration of vitamin K-dependent clotting factors has occurred [18]. Oral anticoagulants are almost completely metabolized in the liver before excretion via urine and stool. Stopping anti-vitamin K therapy causes the effect of anticoagulant therapy to disappear gradually in a matter of days. However, if necessary, a more or less rapid reversal is possible by the administration of vitamin K, fresh-frozen plasma, or prothrombin complex concentrate.

Aspirin and Nonsteroidal Anti-inflammatory Drugs

Aspirin produces irreversible acetylation and inactivation of the cyclooxygenase enzyme. Cyclooxygenase catalyzes the formation of the prostaglandin endoperoxides, which are common precursors of thromboxane A_2 (TXA_2), prostacyclin, and prostaglandin E_2, D_2, and $F_2\alpha$. TXA_2 is mainly produced in platelets, is a powerful vasoconstrictor in larger blood vessels, produces variable constriction in smaller blood vessels, and is also a potent stimulator of platelet aggregation. In contrast, prostacyclin, which is mainly synthesized in vascular endothelial cells, is a potent vasodilator and platelet aggregation inhibitor (Fig. 2). Aspirin is capable of a differential inhibiting effect on the prostanoid synthesis in platelets and the vascular endothelium, depending on the dose administered. In lower doses (30–300 mg daily), the platelet cyclooxygenase enzyme is preferentially inhibited, thereby mainly limiting TXA_2 production. The influence on prostacyclin production in the vascular endothelium is much smaller, thus resulting in platelet aggregation inhibition and vasodilatation. As cyclooxygenase inhibition is irreversible and platelets do not contain a cell nucleus necessary for the synthesis of new enzymes, the aspirin effect exceeds the last administration of the drug by an entire platelet lifetime (7–10 days) [19, 20]. However, in the presence of normally functioning bone marrow and in the absence of other drugs influencing platelet function, it can be expected that approximately 30 %–50 % of the nonaggregating

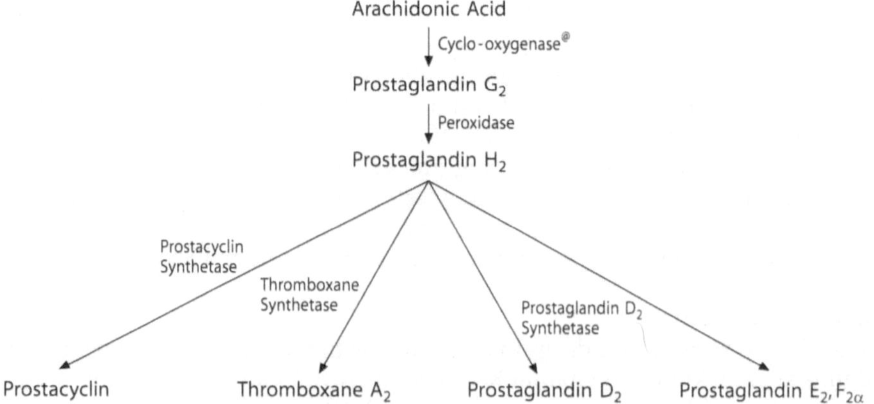

Fig. 2. Arachidonic acid cascade. @, Site of action of aspirin and nonsteroidal anti-inflammatory drugs (NSAID)

platelets will be replaced by new, normally aggregating platelets about 3 days after aspirin therapy has been discontinued. Normal hemostasis occurs in three steps: (1) vasoconstriction, (2) platelet plug formation at the site of the injury, and (3) activation of the clotting cascade. Low-dose aspirin affects the first two steps of hemostasis and might result in an increased bleeding tendency with a prolonged bleeding time [21, 22]. When higher doses of aspirin dose are used (1.5–2.0 g daily), the vascular endothelial cyclooxygenase also becomes inhibited, thus limiting the amount of prostacyclin formed. However, the aspirin effect on prostanoid synthesis in the vascular endothelium is reversible, as endothelial cells still possess genetic material and are capable of producing new cyclooxygenase enzyme.

Nonaspirin NSAID also inhibit the arachidonic acid cascade and cause a variable degree of platelet aggregation inhibition. However, this effect seems to be limited in time and disappears within 1–3 days after administration of NSAID has been discontinued [23–25]. Paracetamol and oxyphenbutazone have no effect on platelet aggregation following oral intake.

Spinal Hematoma and Major Neuraxial Blockade

As stated earlier, the occurrence of a spinal hematoma after CNB is very rare. A study trying to establish a causal relationship between needle insertion and development of such a hematom a would be very difficult to justify methodologically and ethically, as it would require that more than 100 000 patients be studied [26]. Moreover, the possible influence of additional factors such as clotting disorders or anticoagulants would make such a study even more difficult to perform. A valuable alternative to such a study is the analysis of those cases of spinal bleeding that have been reported in association with EA or SA. Such an approach should allow the identification of a number of risk factors or compromising circumstances influencing the development of and outcome after a spinal hematoma.

Retrospective Analysis of Case Reports

A literature search was conducted on the National Library of Medicine's MEDLINE system up to January 1996. Supplemental data was acquired by reviewing previously published reviews and major case series that addressed the combination of major nerve blocks and spinal hematoma. Overall, 79 cases of spinal hematoma following CNB were found (Table 1) [2m, 3m, 26–90] over a 90-year time span (1906–1996). Sixty-one of these cases were previously reviewed and analyzed by us [7] in a review article that covered a period ranging from 1906 to May 1994. Since then, 18 new cases have been published. Hence, it is obvious that the number of case reports has dramatically increased during the past decade. This tendency can be explained not only by the continuously increasing number of patients receiving CNB and/or being treated with anticoagulants, but also by a more accurate and scrupulous reporting of anesthetic mishaps.

Spinal hematoma has been reported to occur spontaneously, but also following minor trauma, physical exersise, or instrumentation of the vertebral canal and in patients with vascular malformations or aneurysms [29]. Moreover, a number of these hematomas were reported in patients that were treated with anticoagulants or that had some form of clotting disorder in combination with one of the condi-

Table 1. Case series of spinal hematoma after epidural or subarachnoid anesthesia

Reference	Year	Technique	Clotting disorder and anticoagulant	Remarks
[27]	1995	EA	Major blood loss and transfusion	
[27]	1995	EA	Indomethacin	
[28]	1995	EA	LMWH + diclofenac + ketobemidone	Previous vertebral fracture
[29]	1995	EA	Chronic alcoholism	
[3]	1995	EA	LMWH	
[3]	1995	EA	Dextran + unfractionated heparin (sc) + systemic heparin	
[3]	1995	EA	Vitamin K antagonist + systemic heparin	
[3]	1995	SA	Aspirin + diclofenac + chloroxazone	
[30]	1995	EA	Hepatic cirrhosis	
[31]	1995	EA	Hemophilia A	
[32]	1995	EA	Thrombocytopenia + prolonged PT +systemic heparin	
[33]	1994	EA	Von Willebrand's disease	
[33]	1994	EA	No	
[34]	1994	EA	Systemic heparin	
[35]	1994	EA	Unfractionated heparin (sc)	
[36]	1994	EA	No	
[37]	1994	EA	LMWH	
[38]	1993	EA	No	
[39]	1993	SA	LMWH	

40]	1993	EA	Preeclampsia + lupus anticoagulants	Pregnant
[41]	1992	EA	Systemic heparin + urokinase	
[42]	1991	EA	Systemic heparin	
[43]	1991	EA	Systemic heparin + aspirin	Spinal angioma
[44]	1991	EA	Thrombocytopenia and unfractionated heparin (iv)	
[45]	1991	EA	Unfractionated heparin (sc)	
[46]	1991	EA	Unfractionated heparin (iv) + dextran 40	
[26]	1991	EA	Vitamin K antagonist	
[26]	1991	SA	Systemic heparin	
[47]	1991	EA	LMWH	
[47]	1991	EA	LMWH	
[48]	1990	EA	Urokinase	
[48]	1990	EA	Systemic heparin	
[49]	1990	SA	Unfractionated (sc) + systemic heparin	
[2]	1990	EA	NR	Pregnant
[50]	1990	EA	Indomethacin	
[51]	1989	SA	No	Spinal ependymoma
[52]	1989	SA	Chronic renal insufficiency	
[53]	1989	EA	No	
[54]	1989	EA	LMWH[55]	
[56]	1988	SA	Dextran 70	

Table 1. Continued

Reference	Year	Technique	Clotting disorder and anticoagulant	Remarks
[57]	1988	EA	Chronic alcoholism and thrombocytopenia	
[58]	1988	EA	Thrombocytopenia	
[59]	1987	EA	Systemic heparin	
[60]	1986	EA	Systemic heparin	
[61]	1986	EA	Unfractionated heparin (sc)	
[62]	1986	EA	Thrombocytopenia	Pregnant
[63]	1985	EA	No	
[64]	1984	EA	No	Pregnant + epidural ependymoma
[65]	1983	SA	Ticlopidine	
[66]	1982	EA	No	
[67]	1982	EA	NR	
[67]	1982	SA	NR	
[68]	1981	EA	No	Pregnant
[69]	1980	SA	Aspirin	
[70]	1980	EA	NR	
[71]	1978	EA	No	
[85, 88]	1975	EA	Yes	
[73]	1974	SA	No	
[74]	1973	SA	No	

[75]	1974	EA	Systemic heparin	
[76]	1973	EA	Yes	
[77]	1972	EA	Systemic heparin	
[78]	1971	EA	Systemic heparin	
[79]	1970	EA	Systemic heparin	
[80]	1969	EA	Yes	
[80]	1969	EA	Yes	
[81]	1968	EA	Systemic heparin	
[82]	1966	EA	No	
[83]	1964	EA	No	
[84]	1963	EA	Systemic heparin	
[85]a	1959	EA	No	
[86]	1959	SA	No	
[87]	1957	EA	No	
[88]	1953	EA	Systemic heparin	
[89]	1953	SA	Yes	
[90]	1952	EA	Systemic heparin	
[85]	1906	SA	No	Vascular tumor + spina bifida occulta

EA, epidural anesthesia; iv, intravenous; SA, subarachnoid anesthesia; sc, subcutaneous; PT, prothrombin time; NR, not reported.

a Case no. 12.

tions mentioned above. In 1983, Russell and Benoit reported on 16 patients with spontaneous spinal subdural hematoma, of who nine had a clotting disturbance [5]. More recently, Groen and Ponssen reviewed 199 cases of spontaneous spinal epidural hematoma [91]. Clotting disturbances of drug-induced, acquired, or congenital origin were detected in about 25 % of the patients. In the largest and most recent review to date, covering a 30-year time span, Schmidt and Nolte [92] reported on 326 patients with spontaneous spinal subdural or epidural hematoma. The authors found that coagulation disturbances were involved in most of these cases, but more specific information was not given.

Risk Factors Associated with Spinal Hematoma

A clotting anomaly was found to be present at the time of the epidural or spinal needle/catheter insertion or epidural catheter removal in 56 of 79 patients with spinal hematomas (72 %) (Table 1). Some form of UH or LMWH therapy was used, either prophylactically or therapeutically, in most of these patients (n = 33). In a number of them, heparin was used in combination with other anticoagulants such as aspirin, NSAID, or dextran, or there was a preexisting thrombocytopenia. Furthermore, although not specific, heparin was probably used in another five vascular surgery patients. The remaining patients ($n = 18$) either had a variety of medical disorders associated with an increased bleeding tendency, including major intraoperative blood loss, chronic alcohol abuse, liver cirrhosis, chronic renal insufficiency, von Willebrand's disease, thrombocytopenia, and hemophilia A or were treated with NSAID (including aspirin), vitamin K antagonists, dextran, urokinase, or ticlopidine. Finally, also included were five pregnant women and six patients with anatomic anomalies of the spinal structures (i. e., vascularized tumors, previous spinal fracture, spina bifida occulta). Difficult, bloody, or multiple (two or more) punctures were reported in 21 (27 %), 21 (27 %), and 20 (25 %) patients, respectively (Table 2) [92–95]. However, in a significant number of patients the case reports did not mention the puncturing conditions. In summary, in 67 of 79 patients (85 %), spinal bleeding following CNB occurred in the presence of either a coagulation disorder or a difficult/bloody puncture. At least one of these conditions was present in 40 patients.

Table 2. Presence of risk factors in patients with spinal hematoma after central nervous blockade

Reference	Year	Total patients (n)	Bloody tap (%)	Difficult tap (%)	Clotting disorder and/or anticoagulant (%)
[93]	1986	33	39.4	36.4	79
[94]	1990	25	–	28[a]	60
[95]	1992	25	NR	NR	76
[92]	1992	29	10.4	27.6	62
This review	1996	79	24	26.6	70.1

NR, not reported by author(s).
[a] combined percentage of patients with bloody tap or difficult tap.

Previous reviews on the subject [92–95], although smaller in size or not specifically concerned with anesthetic interventions, also found the presence of clotting disorders to be the most important factor in the development of spinal bleeding (Table 2). In addition, bloody taps were noted in about 10 %–40 % of the patients. The actual incidence of bloody tap is probably somewhat higher, as bleeding in the vicinity of the spinal cord does not always become apparent as a bloody tap. The "normal" incidence of bloody tap has been estimated to be 1 %–10 % in a nonpregnant population [96] and as high as 18 % in pregnant women [97]. Overall, female gender, advanced age, a history of excessive bruising/bleeding, surgery to the hip, continuous catheter anesthetic techniques, large needle gauge, multiple needle passes, and moderate or difficult needle placement were all significant risk factors for the occurrence of a bloody tap [98]. Difficult or multiple punctures were described in 27 %–36 % of the patients (Table 2). The experience and skills of the anesthesiologist involved do not seem to have a significant influence on the incidence of difficult punctures, as data from both a Japanese and a French training hospital [99, 100] and from Horlocker et al. [98] were unable to demonstrate such a relationship.

In summary, these data suggest that the presence of anticoagulants or clotting disturbances in surgical patients at any time during a CNB must be considered critical in the development of a spinal bleeding complication. The occurrence of a bloody or difficult tap may even further jeopardize an uncomplicated outcome in such patients.

Regional Anesthetic Technique and Spinal Hematoma

EA was used in 63 of 70 patients, an epidural catheter being inserted in 46 of them. Furthermore, spinal bleeding occurred during or (immediately) after removal of the epidural catheter in 26 patients. In a number of these patients, the epidural catheters were removed with unknown plasma levels of heparin or with an active clotting disorder (i. e., von Willebrand's disease) still present. In fact, in 11 patients the epidural catheters were removed while these patients were still heparinized. Two of the epidural catheters were withdrawn within 2 h after stopping heparinization without protamine reversal, while in another patient the catheter was removed 3 h after the previous dose and 1 h prior to the next dose of intravenous UH. Finally, catheter removal resulted in a spinal hematoma in a patient with preoperatively unrecognized von Willebrand's disease. In none of these cases were any clotting tests available at the time of catheter removal.

Theoretically, a single-shot subarachnoidal block should be less traumatic than a catheter epidural anesthetic, as a larger needle gauge and a continuous catheter anesthetic technique seem to increase the incidence of a bloody tap [98]. In addition, there is a relative absence of major vascular structures in the subarachnoid space [5, 6]. This rationale is confirmed by our data, as a single-shot subarachnoid anesthetic was used in only 16 patients. However, if spinal hematomas following nonanesthetic lumbar punctures are also considered, the difference in the relative incidence of spinal bleeding tends to disappear [92, 93].

In summary, insertion or removal of an epidural catheter appears to be at least as important as the puncture in the development of a spinal bleeding complication. Whether the increasing use of continuous subarachnoid catheter techniques will increase spinal bleeding after SA remains to be seen, although there is some evidence that continuous catheter techniques are associated with an increased incidence of bloody taps [98].

Diagnosis of Spinal Hematoma

The first clinical sign of spinal hematoma is, in most cases, sudden back or radicular pain in the cervical, thoracic, or lumbar spine, depending on the location of the bleeding [29]. In the next few hours to days, this leads to complete or partial paraplegia or even quadriplegia. The later course is characterized by the appearance of hypoesthesia or anesthesia, and bladder and rectal disturbances complete the transversal syndrome. Although the typical clinical course of a spinal hematoma should give rise to an early clinical suspicion, its existence can only be proven by radiological diagnosis via myelography and/or computed tomography (CT) or, even better, by magnetic resonance imaging (MRI) [29]. MRI allows precise localization of the lesion in all three planes. However, in most cases contrast-enhanced CT is sufficient to visualize the hematoma.

In the present case series, muscle weakness was the first complaint in 40 patients (51 %). Back pain and a sensory defect were cited first in 31 (39 %) and 17 (22 %) patients, respectively. Interestingly, five patients complained of urinary retention before any other sign of medullary compression became apparent. It is obvious that, in a number of patients, two or more symptoms of medullary impingement occurred concomitantly. The first clinical sign became visible about 20 ± 4 h (mean ± SEM) after initiation of the CNB. A full-blown transverse syndrome developed over the next 15 ± 7 h. Diganosis of the spinal hematoma was made by means of myelography (sometimes in combination with CT), CT, or MRI in 33 (42 %), 12 (15 %), and 14 (18 %) patients, respectively. In two patients, the technique of radiological investigation was not reported. In 12 patients, diagnosis was not confirmed until laminectomy [26, 43, 67, 76, 81, 85] or autopsy [56, 58, 71, 83, 88] was performed. Finally, the clinical diagnosis of spinal hematoma was never confirmed in five patients [62, 68, 82, 88], while a negative myelography was found in one patient [84].

Close neurological monitoring of patients receiving CNB is imperative. The potential development of a spinal hematoma must always be kept in mind. If the clinical suspicion of a spinal bleeding complication arises, no time should be lost and aggressive diagnostic (and therapeutic) measures should be taken immediately. Unfortunately, a continuous anesthetic catheter technique may mask some of the typical symptoms of spinal bleeding. Therefore, the block must be managed in such way as to allow intermittent neurological assessment (i. e., the anesthetic can be allowed to wear off at regular time intervals). Specific diagnostic problems arise in diabetic patients, as both the peripheral and central sensory pathways may be impaired by diabetic neuropathy [101].

Outcome After Spinal Hematoma

The only effective treatment of a spinal bleeding complication is emergency decompressive laminectomy with evacuation of the hematoma. In this case series, surgery was performed in 48 patients (61 %). Twenty-two patients did not undergo surgery, while in nine patients no information concerning surgery was given. Table 3 presents a summary of the outcome as reported in 72 of the 79 patients. Of the 18 patients that eventually died, two made a complete neurological recovery but died of myocardial infarction [43] and pulmonary embolus [86]. Thirteen patients made a poor neurological recovery and died of complications following the spinal hematoma or its treatment [3, 26, 34, 41, 42, 49, 56, 65, 71, 76, 77, 79, 84]. The other three patients died without symptoms of a spinal hematoma, but the diagnosis was made during autopsy [43, 58, 88]. Taken together, these numbers are comparable with those of previous reviews addressing the same question (Table 4) [92–95].

Although good (i. e., complete) or partial neurological recovery did occur in patients who had surgery between 8 and 24 h after the development of paraplegia, only surgery within the first 8 h seems to really improve the patient's chances of a good outcome [7, 92, 102]. Indeed, in a majority of patients with little or no neurological recovery, identification of the spinal hematoma and/or surgery was significantly delayed (i. e., >24 h). Neurological outcome has also been reported to be influenced by the site of the hematoma. Epidural hematomas in the upper cervical spine are reported to be associated with a high morbidity and mortality rate than lumbar ones [92, 103]. This may be due to the poor vascular supply of the dorsal part of the spinal cord and the relatively higher resistance of the cauda equina to compression injury. Interestingly, spontaneous resolution of the spinal bleeding and neurological recovery have been reported in patients that did not have a decompressive laminectomy. However, in our opinion a "wait-and-see" attitude is not justifiable when a spinal hematoma is suspected.

Anticoagulants, Spinal Hematoma, and Central Nerve Blocks

Over the past 20 years, an increasing number of studies have been published by various authors assessing the use of EA or SA in patients treated with different

Table 3. Neurological recovery in patients with spinal hematoma after central nervous blockade ($n = 55$) according to the time interval between the development of paraplegia and decompressive laminectomy

Time of surgery	Good ($n = 17$)	Partial ($n = 14$)	Poor ($n = 39$)	Died ($n = 3$)
≤8 h ($n = 13$)	6[a]	4	3[b]	0
>8 to ≤24 h ($n = 9$)	1	2	6[b]	0
>24 h ($n = 19$)	2	1	16[c]	0
None ($n = 20$)	5	2	10[c]	3
NR ($n = 11$)	2	5	4	0

NR, not reported by author(s).
[a] Two patients eventually died.
[b] One patient eventually died.
[c] Five patients eventually died.
[d] Six patients eventually died.

Table 4. Neurological recovery in patients with spinal hematoma after central nervous blockade

Reference	Year	Total patients (*n*)	Neurological recovery (%) Good	Partial	Poor	Died
[93]	1986	33	45[a]	–	15	30
[94]	1990	25	NR	NR	NR	NR
[95]	1990	25	NR	NR	NR	NR
[92]	1992	29	20.7	24.1	13.8	27.6
This review	1996	79	20.3	17.7	49.4	22.8

NR, not reported by author(s).
[a] Combined percentage of patients with good and partial recovery.

kinds of anticoagulants. These studies now include a total of more than 30 000 patients (Table 5) [18, 21, 98, 104–126].

Therapeutic Heparinization and Vitamin K Antagonists

Most initial reports describing the use of CNB in anticoagulated patients involve patients undergoing major vascular or open heart surgery. For example, as early as 1980, Mathews and Abrams described the use of single-shot intrathecal morphine for analgesia following open heart surgery [124]. This publication was followed by a number of similar publications using either the subarachnoidal [113, 115, 118] or epidural [106, 111, 116] approach. All subarachnoid punctures were performed 50–117 min before cardiopulmonary bypass. The epiduracatheters were inserted on the morning of surgery [106, 111] or 20–24 h prior to surgery [116]. Intrathecal [120] or caudal [112] epidural morphine was also safely used for pain relief after pediatric cardiac surgery. Intrathecal injections were performed after induction of the remaining heparin effect and subsequent determination of the activated clotting times. Thoracic epidural catheters have also been used without spinal bleeding complications for pain relief in nonsurgical patients treated with a concurrent infusion of low-dose heparin (dose not specified) that were suffering from unstable angina pectoris [110].

A number of studies specifically involved the use of CNB in vascular surgical patients who were fully heparinized intraoperatively. For example, Rao and El-Etr [123] reported on 4015 patients scheduled for peripheral vascular operations. The authors used continuous EA ($n = 3164$) or SA ($n = 847$) initiated via a strictly atraumatic technique. Therapeutic heparinization was initiated about 50–60 min later and closely monitored via ACT maintained at twice the baseline values. Postoperatively, thromboprophylaxis was obtained with intermittent injections of low-dose UH. Epidural catheters were removed 24 h after insertion and 60 min prior to the next heparin dose. Two years later, Odoom and Sih [121] performed a similar study in patients treated preoperatively with vitamin K antagonists. This therapy was continued until the day of surgery, as the mean thrombotest (a modified prothrombin time) was 19.3 %. However, only patients that did not have any

Table 5. Absence of spinal hematoma complications in case series with combined used of anticoagulants and epidural/subarachnoid anesthesia

Reference	Year	Technique	Clotting disorder	Cases (n)
[98]	1994	Epidural spinal	Antiplatelet drugs	386
[104]	1994	Epidural	Aspirin	1422
[18]	1994	Epidural	Vitamin K antagonists	192
[105]	1992	Epidural	Aspirin	2269
[106]	1992	Epidural	Systemic heparin	27
[107]	1991	Epidural spinal	Unfractionated heparin	5528
[107]	1991	Epidural spinal	LMWH	13 917
[108]	1990	Epidural spinal	Antiplatelet drugs	391
[109]	1990	Epidural	Systemic LMWH	10
[110]	1989	Epidural	Systemic heparin	14
[111]	1989	Epidural	Systemic heparin	16
[112]	1989	Caudal epidural	Systemic heparin	32
[113]	1988	Spinal	Systemic heparin	1000
[114]	1987	Epidural	Sysetemic heparin	912
[115]	1987	Spinal	Systemic heparin	40
[116]	1987	Epidural	Epidemic heparin	30
[117]	1987	Caudal epidural	Systemic heparin/thrombo-cytopenia/vitamin K antagonist	336
[118]	1985	Spinal	Systemic heparin	40
[21]	1984	Epidural spinal	Aspirin	246
[21]	1984	Epidural spinal	Aspirin	246
[119]	1984	Epidural	Unfractionated heparin/ dextran 70	116
[120]	1984	Spinal	Systemic heparin	56
[121]	1983	Epidural	Vitamin K antagonist/ systemic heparin	1000
[122]	1981	Epidural	Systemic heparin	700
[123]	1981	Epidural spinal	Systemic heparin	4011
[124]	1980	Spinal	Systemic heparin	40
[125]	1980	Epidural	Systemic heparin	100
[126]	1979	Epidural	Systemic heparin	16

LMWH, low molecular weight heparin.

supplementary clotting disorders were included in the study. Following induction of general anesthesia, 1000 epidural catheters were inserted and the blocks initiated. During surgery, intravenous heparin was administered in therapeutic doses and closely monitored by means of clotting times. After discontinuation of the heparin infusion, clotting variables were reevaluated and, if necessary, corrected towards normal values. The epidural catheter was left in place for 48 h. Similar studies on the perioperative use of heparin and catheter EA in vascular patients were performed by Ellison [122] and later by Baron [114]. In 1987, Waldman reported on the uncomplicated use of 336 caudal epidural injections of morphine in a population of 37 fully anticoagulated and 19 thrombocytopenic (< 50 000/mm^2) patients with chronic pain [117]. More recently, Horlocker et al. [18] presented a paper studying the use of continuous epidural analgesia following total knee replacement in 188 patients treated postoperatively with low-dose warfarin for the prevention of DVT. However, epidural catheters were removed before warfarin had reached its full anticoagulant effect, as the average prothrombin time was 13.4 s at that time (normal range, 10.0–12.8 s).

Taken together, these studies suggest that CNB is possible in patients who will eventually be heparinized during surgery or who are treated pre- or postoperatively with vitamin K antagonists. However, a closer analysis of these studies and of the cases of spinal hematoma described in combination with therapeutic heparinization (Table 1) should make us aware of the danger of such a combination. Indeed, seven hematomas were described in a series of 342 diagnostic lumbar punctures followed by intravenous heparin [127]. The authors found that initiation of heparin therapy within 60 min after lumbar puncture was critical in the development of spinal bleeding. Others factors included traumatic punctures and the concomitant administration of aspirin.

In conclusion, strict patient selection [121, 123], a gentle CNB technique [123, 127], willingness to postpone surgery for 24 h while maintaining the patient under strict neurological surveillance if a bloody tap occurred [111, 113, 115, 123], a minimum time interval of 60–120 min between CNB and heparinization, scrupulous monitoring of clotting times, and reversal of the heparin effect if necessary were all variables that played a role in the avoidance of spinal hematoma. Thus EA or SA should be withheld in patients treated with therapeutic doses of heparin (but also vitamin K antagonists and/or thrombolytic drugs). If, however, the anesthetic of choice is a regional technique, then the anticoagulant treatment should be stopped for the time of surgery or, in the case of pregnant women, labor and delivery. The regional anesthetic block should only be performed after restoration of normal clotting parameters (Table 6). If bleeding occurs during needle or catheter insertion in patients who will be heparinized at some time during surgery, rescheduling of surgery under a general anesthetic 24 h later may be indicated. If full heparinization is needed during (part of) the operation, its administration should not be started until at least 60 min after insertion of the CNB. Monitoring of clotting times at regular intervals is mandatory, as these should be kept within acceptable limits (1.5 to two times the normal values). Similarly, epidural or spinal catheters should not be removed until at least 120 min after heparinization has been stopped and clotting times are completely normal [128].

Table 6. Values of hemostatic parameters allowing initiation of central nervous blockade

Parameter	Without problem	After individual evaluation
Prothrombin time (PT)	≥ 50 % (INR <1.5)	40 %–50 % (INR 1.5–1.75)
Activated partial thromboplastin time (APTT)	Upper limit of normal	Exceeding upper limit of normal by 1–4 s
Platelets	≥ 80 000/μl	50 000–80 000/μl
Bleeding time (Simplate II)	< 8 min	8–10 min

INR, international normalized ratio.

Aspirin and Other Nonsteroidal Anti-inflammatory Drugs

Three studies specifically addressed the use of EA or SA in patients receiving aspirin or other NSAID (Table 5). Benzon et al. [21] reported on the uncomplicated use of 246 epidur or subarachnoidal blocks in 87 patients. More recently, Horlocker et al. [18, 108] published two studies evaluating the use of EA or spinal anesthesia in patients treated with aspirin or other NSAID. No spinal bleeding complications were reported. Valuable information can also be obtained from two large studies that evaluated the use of low-dose aspirin in the prevention and treatment of preeclampsia [104, 105]. More than 3000 pregnant women had uncomplicated EA for labor and delivery despite being treated with low-dose aspirin. Finally, the large number of patients taking over-the-counter aspirin or nonaspirin NSAID cannot be neglected. Such patients can only be detected via a specific and precise drug history, as many of them may not even consider the NSAID they are taking as medication. However, the incidence of spinal hematoma after CNB in patients taking aspirin or other NSAID is very low. The majority of spinal hematomas in patients on NSAID or aspirin are spontaneous in origin [91, 129] and are not linked to any instrumentation of the spinal canal. In the present case series (Table 1), six patients developed a spinal hematoma after CNB while being treated with aspirin and/or nonaspirin NSAID. Aspirin was involved in three patients, but only in one patient was it the sole anticoagulant [69]. In the other two patients, it was combined with heparin [43] or another NSAID [3]. Two more patients were treated with indomethacin [27, 50], while in the sixth patient diclofenac was used in combination with LMWH [28]. Furthermore, supplementary risk factors such as a bloody/difficult tap or multiple punctures were present in most of these patients.

Assessment of the bleeding risk after aspirin by the routine use of the bleeding time test is controversial, as this test has been reported to lack specificity and sensitivity [130]. A meta-analysis reviewing more than 1000 relevant publications failed to show any statistical correlation between bleeding times and clinical hemorrhage. Bleeding times may return to normal within 72 h after aspirin use is discontinued, but in vitro platelet aggregation test may take two to three times longer before normalization occurs [22, 131]. The clinical relevance of the bleeding time in individual patients before CNB has therefore been questioned [132, 133].

However, the same editorial [132] also stated that „used judiciously, the bleeding time deserves to remain as part of the assessment of individual patients with histories suggestive of bleeding disorders." Until a better test is developed, the bleeding time is the only easily feasible bedside test that gives valuable information about platelet aggregation [134, 135]. However, in order to obtain reliable and reproducible results, the bleeding time test should be performed following a strictly standardized procedure by a trained person [133].

Three days after discontinuing aspirin therapy, a normally functioning bone marrow replaces 30–50 % of a dysfunctional platelet population with fully functional thrombocytes. In the presence of normal platelet numbers (i.e., 150 000/µl), this should suffice to normalize the first two steps of hemostasis. It is our practice to perform a modified Ivy bleeding time (Simplate II, Organon Technika Corporation, Durham, NC) in every patient known or suspected to have taken aspirin within the last 3 days. Although a prolonged bleeding time is considered a warning, its result, even if normal, should always be interpreted in the light of additional information of both patient (bleeding) history, physical examination (i. e., signs of easy bruising; petechiae, ecchymoses), and laboratory tests (i. e., platelet count). The bleeding time is merely an additional argument that should help the anesthesiologist to take the decision of whether or not a specific patient should receive a major neuraxial block. It may therefor be prudent to add the modified Ivy bleeding time test to the routine battery of coagulation studies when using CNB in the presence of induced coagulopathy [131, 136].

It is mandatory to perform a detailed drug (and bleeding) history in all patients scheduled to receive a major neuraxial block in order to detect the previously unknown use of aspirin within the last 3 days (or the presence of a bleeding diathesis). In these patients, the bleeding time may give some supplementary information. Aspirin therapy should only be restarted after epidural (or subarachnoid) catheter removal.

Low-Dose Heparin and Low Molecular Weight Heparin

The anticoagulant effects of low-dose UH and LMWH cannot be assessed by the routinely available clotting tests. In addition, the individual patient response to subcutaneous UH is totally unpredictable, as some patients develop therapeutic heparin levels within 2–4 h after administration [137]. Similarly, plasma levels are also unpredictable after subcutaneous injection of LMWH. Peak plasma levels, which were therapeutic in a number of patients, occurred 4 h later and fell to 50 % of their peak values 12 h after injection [138]. Although each of the different LMWH compounds now on the market must be evaluated as a specific substance, there are no data to indicate a clinically relevant difference, regardless of whether pharmacokinetics or prophylactic effects are considered [11]. An extensive review of clinical trials with LMWH clearly demonstrated that their administration on the evening before surgery was at least as efficient in preventing DVT and PTE as when administered on the morning of surgery [139].

In 1991, Schwander and Bachmann [107] reviewed the uncomplicated use of spinal anesthesia/EA in 5000 and 14 000 patients treated with subcutaneous UH and LMWH, respectively, in the prevention of DVT and PTE (Table 5). A similar conclusion was reached by Bergqvist in a review including over 9000 patients treated with subcutaneous LMWH [11, 139, 140]. Meanwhile, since 1987, several millions of European patients have been treated prophylactically with LMWH (in some cases combined with CNB), while only seven cases of spinal hematoma have been reported over the same time span (Table 1). In contrast, LMWH (enoxaparine) was introduced on the US market in 1993. During the first 18 months of their use, seven cases of spinal hematoma have already been reported after spinal anesthesia/EA [141]. This dramatic intercontinental difference in the incidence of spinal hematoma can be explained by the higher dosage recommendation and the more frequent administration schedule in the United States. The European regimen starts preoperatively, on the evening before surgery, with 20 mg enoxaparine subcutaneously in general surgery and 40 mg subcutaneously in high-risk patients and is continued once daily. The US regimen uses a 50 % higher dose, as it starts with 30 mg enoxaparine subcutaneously 1 h postoperatively and is continued at 12-h intervals. As mentioned earlier, LMWH, in contrast to UH, have a profibrinolytic activity, can cause platelet inhibition, and reduce fibrinogen binding.

Taken together, these findings suggest that CNB can be safely used in patients treated concomitantly with UH or LMWH, provided that two important rules are kept in mind: (1) proper dosing (i. e., the lowest effective dose) of the heparin compound and (2) keeping a minimum time interval between the initiation of a CNB and/or removal of the catheter and the previous/next administration of UH or LMWH. Although routine coagulation tests (i. e., prothrombin time and activated partial thromboplastin time) cannot quantify the anticoagulant effect of low-dose subcutaneous UH, they may be of use in patients with liver disease or cachexia. Furthermore, a platelet count is advisable in patients on long-term prophylactic treatment with low-dose UH, as thrombocytopenia may develop under such therapy. In the case of low-dose subcutaneous UH, initiation of the regional anesthetic technique or removal of the catheter should be avoided within 4 h of the last dose of UH. If LMWH are used, it is advisable that the anticoagulant be administered at least 10–12 h prior to (i. e., the evening before surgery) or after CNB. Similarly, epidural or subarachnoid catheters should not be removed until at least 10–12 h after the last injection of LMWH.

Conclusion

The use of a major neuraxial blockade in patients treated with anticoagulants remains controversial. Indeed, the development of a hematoma in the spinal canal, in the absence of normally functioning clotting mechanisms, may have dramatic neurological consequences. However, major nerve-blocking techniques can be used in a number of patients who have received or will be receiving anticoagulants. Knowledge of the pharmacology of the different anticoagulants, strict patient selection, individual risk-benefit analysis, and respecting the proper time intervals between anticoagulant use and CNB should enable us to make anesthetic practice safer without withholding major regional anesthetic techniques from patients who would most certainly benefit from them. Furthermore, continuous awareness of the potential development of a compressing spinal hematoma, close neurological monitoring, and an aggressive diagnostic and therapeutic approach once the clinical suspicion of a spinal hematoma arises are just as essential.

References

1. Tryba M (1993) Epidural regional anesthesia and low molecular heparin: pro (in German). Anasth Intensivmed Notfallmed Schmerzther 28: 179–181
2. Scott DB, Hibbard BM (1990) Serious non-fatal complications associated with extradural block in obstetric practice. Br J Anaesth 64: 537–541
3. Dahlgren, N, Törnebrandt K (1995) Neurological complications after anaesthesia. A follow-up of 18 000 spinal and epidural anaesthetics performed over three years. Acta Anaesthesiol Scand 39: 872–880
4. Bewermeyer H, Schumacher A, Neveling M, Heiss W-D (1984) Hemorrhagic neurologic complications during therapy with anticoagulants and fibrinolytic agents (in German). Dtsch Med Wochenschr 109: 1653–1659
5. Russell NA, Benoit BG (1983) Spinal subdural hematoma - a review. Surg Neurol 20: 133–137
6. Kirkpatrick D, Goodman SJ (1975) Combined subarachnoid and subdural spinal hematoma following spinal puncture. Surg Neurol 3: 109–111
7. Vandermeulen EP, Van Aken H, Vermylen J (1994) Anticoagulants and spinal-epidural anesthesia. Anesth Analg 79: 1165–1177
8. Stow PJ, Burrows FA (1987) Anticoagulants in anaesthesia. Can J Anaesth 34: 632–649
9. Hemker HC, Beguin S (1991) Mode of action of heparin and related drugs. Semin Thromb Hemost 17 [Suppl 1]: 29–34
10. Coccheri S (1990) Low molecular weight heparins: an introduction. Haemostasis [Suppl 1]: 74–80
11. Bergqvist D, Landblad B, Mätzsch T (1992) Low molecular weight heparin for thromboprophylaxis and epidural/spinal anaesthesia – is there a risk? Acta Anaesthesiol Scand 36: 605–609
12. Bacher P, Welzel D, Iqbal O et al. (1992) The thrombolytic potency of LMW-heparin compared to urokinase in a rabbit jugular vein clot lysis model. Thromb Res 66: 151–158
13. Viigimaa M, Ohnogi H, Hattori R et al. (1993) Antithrombotic effect and reperfusion by low molecular weight heparin in a canine model of coronary artery thrombosis. Jpn Circ J 57: 553–557
14. Gris JC, Neveu S, Tailland ML et al. (1995) Use of low molecular weight heparin (enoxaparin) or a phenformin-like substance (moroxydine chloride) in primary early recurrent aborters with an impaired fibrinolytic capacity. Thromb Haemost 73: 362–367
15. Schwed JF, Gris JC, Sarlat C (1991) The initial release of t-PA induced by DDAVP is more important with low molecular weight heparin than with unfractionated heparin. Thromb Haemost 65: 109
16. Dunn F, Soria C, Thomaidis A et al. (1983) Fibrinogen binding on human platelets. Influence of different heparins and of pentosane polysulfite. Thromb Res 29: 141–148
17. Basic-Micic M, Krupinski K, Thalhammer A et al. (1989) Beeinflußt niedermolekulares Heparin die Thrombozytenfunktion? Haemostasiologie 9: 248–257
18. Horlocker TT, Wedel DJ, Schlichting JL (1994) Postoperative epidural analgesia and oral anticoagulant therapy. Anesth Analg 79: 89–93
19. Macdonald R (1991) Aspirin and extradural blocks (editorial). Br J Anaesth 66: 1–3
20. wildsmith JAW, McClure JH (1991) Anticoagulant drugs and central nerve blockade (editorial). Anaesthesia 46: 613–614
21. Benton HT, Brunner EA, Vaisrub N (1984) Bleeding time and nerve blocks after aspirin. Reg Anesth 9: 86–89
22. Hindman BL, Koka BV (1986) Usefulness of the post-aspirin bleeding time. Anesthesiology 64: 368–370
23. Cronberg S, Wallmark E, Söderberg I (1984) Effect on platelet aggregation of oral administration of 10 non-steroidal analgesics to humans. Scand J Haematol 33: 155–159
24. Greer IA (1990) Effects of ketorolac tromethamine on hemostasis. Pharmacotherapy 10 [Suppl 6/2]: 71S–76S

25. Taivanen T, Hillar A, Rosenberg PH, Neuvonen P (1989) The effect of continuous intravenous indomethacin infusion on bleeding time and postoperative pain in patients undergoing emergency surgery of the lower extremities. Acta Anaesthesiol Scand 33: 58–60
26. Wille-Jorgensen P, Jorgensen LN, Rasmussen LS (1991) Lumbar regional anaesthesia and prophylactic anticoagulant therapy. Anaesthesia 46: 623–627
27. Scott DA, Beilby DSN, McClymont C (1995) Postoperative analgesia using epidural infusions of fentanyl with bupivacaine. Anesthesiology 83: 727–737
28. Sternlo J-E, Hybbinette C-H (1995) Spinal subdural bleeding after attempted epidural and subsequent spinal anaesthesia in a patient on thromboprophylaxis with low molecular weight heparin. Acta Anaesthesiol Scand 39: 557–559
29. Rainiv NG, Heidecke V, Burkert WL (1995) Spinal epidural hematoma. Report of a case and review of the literature. Neurosurg Rev 18: 53–60
30. Morisaki H, Doi J, Ochiai R et al. (1995) Epidural hematoma after epidural anesthesia in a patient with hepatic cirrhosis. Anesth Analg 80: 1033–1035
31. Morichika S, Shima M, Imanaka Y et al. (1995) Spinal canal bleeding in hemophilia A (in Japanese). Rinsho Ketsueki 36: 687–693
32. Bougher RJ, Ramage D (1995) Spinal subdural haematoma following combined spinal-epidural anaesthesia. Anaesth Intens Care 23: 111–113
33. Weis KH (1994) Cave: Thorakale Katheter – Epiduralanästhesie zur postoperativen Schmerztherapie. Anasthesiol Intensivmed 35: 202–203
34. Nicholson A (1994) Painless epidural haematoma. Anaesth Intens Care 22: 607–610
35. Gerlif C, Myrtue GS (1994) Atypical site of epidural hematoma – after epidural analgesia (in Danish). Ugeskr Laeger 156: 7231–7232
36. Ganjoo P, Singh AK, Mishra VK et al. (1994) Postblock epidural hematoma causing paraplegia: case report. Reg Anesth 19: 62–65
37. Bent U, Gniffke S, Reinbold WD (1994) Epidural Hämatom nach single shot-Epiduralanästhesie. Anaesthesist 43: 245–248
38. Brockmeier V, Moen H, Karlsson BR et al. (1994) Intrapleural or thoracic epidural analgesia for pain after thoracotomy. A double blind study. Acta Anaesthesiol Scand 38: 317–321
39. Choquet O, Krivosic-Horber R, Delecroix M et al. (1993) Subarachnoid hematoma after spinal anesthesia and low molecular weight heparin (in French) Ann Fr Anesth Reanim 12: 428–430
40. Lao TT, Halpern SH, MacDonald D, Huh C (1993) Spinal subdural haematoma in a parturient after attempted epidural anaesthesia. Can J Anaesth 40: 340–345
41. Onishchuk JL, Carlsson C (1992) Epidural hematoma associated with epidural anesthesia: complications of anticoagulant therapy. Anesthesiology 77: 1221–1223
42. Bills DC, Blumbergs P, North JB (1991) Iatrogenic spinal subdural haematoma. Aust NZ J Surg 61: 703–706
43. Eastwood DW (1991) Hematoma after epidural anesthesia: relationship of skin and spinal angiomas. Anesth Analg 73: 352–354
44. Klement W, Rothe G, Peters J (1991) Paraplegia following removal of an epidural catheter (in German). Reg Anesth 14: 88–91
45. Metzger G, Singbartl G (1991) Spinal epidural hematoma following epidural anesthesia versus spontaneous spinal subdural hematoma. Two case reports. Acta Anaesthesiol Scand 35: 105–107
46. Tekkok IH, Cataltepe O, Tahta K, Bertan V (1991) Extradural haematoma after continuous extradural anaesthesia. Br J Anaesth 67: 112–115
47. Tryba M, Zenz M (1991) Hämostaseologische Voraussetzungen zur durchfhrung von Regionalanaesthesien. Reg Anesth 14: 43–45
48. Dickman Ca, Shedd SA, Spetzler RF et al. (1990) Spinal epidural hematoma associated with epidural anesthesia: complications of systemic heparinization in patients receiving peripheral vascular thrombolytic therapy. Anesthesiology 72: 947–950
49. Dupeyrat A, Dequiré PM, Mérouani A et al. (1990) Subarachnoid haematoma and spinal anaesthesia (in French). Ann Fr Anesth Reanim 9: 560–562

50. Wiliams KN, Jackowski A, Evans PJ (1990) Epidural haematoma requiring surgical decompression following repeated cervical epidural steroid injections for chronic pain. Pain 42: 197–199
51. Bredtmann RD, Wright J, Weißflog M (1989) Hemorrhage after spinal anesthesia in a patient with spinal ependymoma (in German). Reg Anesth 12: 38–40
52. Grejda S, Ellis K, Arino P (1989) Paraplegia following spinal anesthesia in a patient with chronic renal failure. Reg Anesth 14: 155–157
53. Reith C (1989) Epidural hematoma following epidural anesthesia (in German). Reg Anaesth 12: 99–101
54. Tryba M (1989) Coagulation studies and regional anaesthesia (in German). Reg Anaesth 12: 127–131
55. Yoshida T, Mori E, Yamadori A (1989) Acute spinal epidural hematoma in MRI-CT, following continuous epidural anesthesia with spontaneous recovery (in Japanese). Rinsho Shinkeigaku Clin Neurol 29: 226–229
56. Barker GL (1988) Spinal subdural haematoma following spinal anaesthesia. Anaesthesia 43: 664–665
57. Gustafsson A, Rutberg H, Bengtsson M (1988) Spinal haematoma following epidural analgesia. Anaesthesia 43: 220–222
58. Wulf H, Maier C, Striepling E (1988) Epidural hematoma following epidural analgesia in a patient suffering from thrombocytopenia (in German). Reg Anaesth 11: 26–27
59. Sollman W-P, Gaab MR, Panning B (1978) Lumbar epidural hematoma and spinal abscess following peridural anesthesia (in German). Reg Anaesth 19: 121–124
60. Adriani J, Naragi M (1986) Paraplegia associated with epidural anesthesia. South Med J 79: 1350–1355
61. Darnat S, Guggiari M, Grob R et al. (1986) Lumbar epidural haematoma following the set-up of an epidural catheter (in French). Ann Fr Anesth Reanim 5: 550–552
62. Sibai BM, Taslimi MM, El-Nazer A et al. (1986) Maternal-perinatal outcome associated with the syndrome of hemolysis, elevated liver enzymes, and low platelets in severe preeclampsia-eclampsia. Am J Obstet Gynecol 155: 501–509
63. Bynke O, Johansson K-E, Spkjer H (1985) Intraspinal epidural hematoma – an unusual complication in epidural anesthesia (in Swedish). Läkartidingen 82: 1772–1774
64. Roscoe MWA, Barrigton TW (1984) Acute spinal subdural hematoma. A case report and review of literature. Spine 9: 672–675
65. Mayumi T, Dohi S (1983) Spinal subarachnoid hematoma after lumbar puncture in a patient receiving antiplatelet therapy. Anesth Analg 62: 777–779
66. Stephanov S, de Preux J (1982) Lumbar epidural hematoma following epidural anesthesia. Surg Neurol 18: 351–353
67. Swerdlow M (1982) Medico-legal aspects of complications following pain relieving blocks. Pain 13: 321–331
68. Ballin NC (1981) Paraplegia following epidural analgesia. Anesthesia 36: 952–953
69. Greensite FS, Katz J (1980) Spinal subdural hematoma associated with attempted epidural anesthesia and subsequent continuous spinal anesthesia. Anesth Analg 59: 72–73
70. Zuev NS, Il'chenko NI (1980) Complication of peridural anesthesia (in Russian). Vestni Khirug Imeni Grek 124: 97–98
71. Gordh R, Mostert JW (1978) The neurological sequelae of anesthesia (cases 48–60). Int Anesthesiol Clin 16: 115–185
72. Hellmann K (1965) Epidural anaesthesia in obstetrics: a second look at 26,127 cases. Can Anaesth Soc J 12: 398–404
73. Rengachari SS, Murphy D (1974) Subarachnoid hematoma following lumbar puncture causing compression of the cauda equina: case report. J Neurosurg 41: 252–254
74. Lerner SM, Gutterman P, Jenkins F (1973) Epidural hematoma and paraplegia after numerous lumbar puncture. Anesthesiology 39: 550–551
75. Varkey GP, Brindle F (1974) Peridural anesthesia and anti-coagulant therapy. Can Anaesth Soc J 21: 106–109
76. Digiovanni J (1973) Case history, number 70 (discussion). Anesth Analg 52: 71–72

77. Janis KM (1972) Epidural hematoma following postoperative epidural analgesia: a case report. Anesth Analg 51: 689–692
78. Helperin SW, Cohen DD (1971) Hematoma following epidural anesthesia: report of a case. Anesthesiology 35: 641–644
79. Butler AB, Green CD (1970) Haematoma following epidural anaesthesia. Can Anaesth Soc J 17: 635–639
80. Dawkins CJM (1969) An analysis of the complications of extradural and caudal block. Anaesthesia 24: 554–563
81. Gingrich TF (1968) Spinal epidural hematoma following continuous epidural anesthesia. Anesthesiology 29: 162–163
82. Honkomp J (1966) Zur Begutachtung bleibender neurologischer Schäden nach Periduralanaesthesie. Anaesthesist 15: 246–248
83. Ruston FG (1964) Epidural anaesthesia in paediatric surgery: present status in the Hamilton General Hospital. Can Anaesth Soc J 11: 12–34
84. Mayer JA (1963) Extradural spinal hemorrhage. Can Med Assoc J 89: 1034–1037
85. Usubiaga JE (1975) Neurological complications following epidural anesthesia. Int Anesthesiol Clin 13: 1–157
86. King OJ, Glass WW (1960) Spinal subarachnoid hemorrhage following lumbar puncture. Arch Surg 80: 574–577
87. Ruppert H, Rosenberg H (1957) Lähmungen nach Periduralanaesthesie. Anaesthesist 6: 346–348
88. Bromage PR (1978) Complications and contraindications. In: Bromage PR (ed) Epidural Analgesia. Saunders, Philadelphia, pp 654–715
89. Bonica JJ (1953) The management of pain. Lea & Febiger, Philadelphia
90. Frumin MJ, Schwartz H (1952) Continuous segmental peridural anesthesia. Anesthesiology 13: 488–495
91. Groen RJ, Ponssen H (1990) The spontaneous spinal epidural hematoma. A study of the etiology (review). J Neurol Sci 98: 121–138
92. Schmidt A, Nolte H (1992) Subdural and epidural haematomas following spinal, epidural, or caudal anaesthesia (in German). Anaesthesist 41: 276–284
93. Owens EL, Watson GW, Hessel Ea (1986) Spinal subarachnoid hematoma after lumbar puncture and heparinization: a case report, review of the literature, and discussion of anesthetic implications. Anesth Analg 65: 1201–1207
94. Louville Y, Cazalaà J-B (1990) Spinal anesthesia and heparin antithrombotic prevention (in French). Agressologie 31: 160–163
95. Sage DJ (1990) Epidurals, spinals and bleeding disorders in pregnancy: a review. Anaesth Intens Care 18: 319–326
96. McNeill MJ, Thorburn J (1988) Cannulation of the epidural space. A comparison of 18- and 16-gauge needles. Anaesthesia 43: 154–155
97. Verniquet AJW (1980) Vessel puncture with epidural catheters. Experience in obstetric patients. Anaesthesia 35: 660–662
98. Horlocker TT, Wedel DJ, Schroeder DR et al. (1995) Preoperative antiplatelet therapy does not increase the risk of spinal hematoma associated with regional anaesthesia. Anesth Analg 80: 303–309
99. Tanaka A, Watanabe R, Harada T, Dan K (1990) Extensive application of epidural anaesthesia and analgesia in a teaching university hospital. Can J Anaesth 37: S52 (Abstr)
100. Gueneron JP, Ecoffey C (1992) Are incidents of epidural and spinal anesthesia more frequent during training? (letter in French). Ann Fr Anesth Reanim 11: 117–118
101. Leicht C (1993) Epidural hematoma associated with epidural anesthesia: complications of anticoagulant therapy. Anesthesiology 78: 1188
102. Renck H (1995) Neurological complications of central nerve blocks. Acta Anesthesiol Scand 39: 859–868
103. Foo D, Rossier AB (1981) Preoperative neurological status in predicting surgical outcome of spinal epidural hematomas. Surg Neurol 15: 389–401

104. CLASP (1994) A randomized trial of low dose aspirin for the prevention and treatment of pre-eclampsia among 9364 pregnant women. Lancet 343: 619–629
105. de Siwet M, Redman CWG (1992) Aspirin, extradural anaesthesia and the MRC collaborative low-dose aspirin study in pregnancy (letter). Br J Anesth 69: 109–110
106. Liem TH, Booij LHDJ, Hasenbos MAWM, Gielen MJM (1992) Coronary artery bypass grafting using two different anesthetic techniques. I. Hemodynamic results. J Cardiothorac Vasc Anesth 6: 148–155
107. Schwander D, Bachmann F (1991) Heparin and spinal or epidural anaesthesia: clinical decision making (in French). Ann Fr Anesth Reanim 10: 284–296
108. Horlocker TT, Wedel DJ, Offord KP (1990) Does preoperative antiplatelet therapy increase the risk of hemorrhagic complications associated with regional anesthesia Anesth Analg 70: 631–634
109. Samama CM, Mouren S, Bridel MP et al. (1990) Use of enoxaparin, a low molecular weight heparin in arterial reconstructive surgery (in French). Ann Fr Anesth Reanim 9: 102–105
110. Blomberg S, Curelaru I, Emanuelsson H et al. (1989) Thoracic epidural anaesthesia in patients with unstable angina pectoris. Eur Heart J 10: 437–444
111. Joachimsson PO, Nyström S-O, Tydén H (1989) Early extubation after coronary artery surgery in efficiently rewarmed patients: a postoperative comparison of opioid anesthesia versus inhalational anesthesia and thoracic epidural analgesia. J ardiothorac Anest 3: 444–454
112. Rosen KR, Rosen DA (1989) Caudal epidural morphine for control of pain following open heart surgery in children. Anesthesiology 70: 418–421
113. Vanstrum GS, Bjornson KM, Ilko R (1988) Postoperative effects of intrathecal morphine in coronary artery bypass surgery. Anesth Analg 67: 261–267
114. Baron HC, LaRaja RD, Rossi G, Atkinson D (1987) Continuous epidural analgesia in the heparinized vascular surgical patient: a retrospective review of 912 patients. J Vasc Surg 6: 155–146
115. Casey WF, Wynands JE, Ralley FE et al. (1987) The role of intrathecal morphine in the anesthetic management of patients undergoing coronary artery bypass surgery. J Cardiothorac Anest 1: 510–516
116. El Baz N, Goldin M (1987) Continuous epidural infusion of morphine for pain relief after cardiac operations. J Thorac Cardiovasc Surg 93: 878–883
117. Waldman SD, Felstein GS, Waldman HJ et al. (1987) Caudal administration of morphine sulphate in anticoagulated and thrombocytopenic patients. Anesth Analg 66: 267–268
118. Aun C, Thomas D, John-Jones SL et al. (1985) Intrathecal morphine in cardiac surgery. Eur J Anaesthesiol 2: 419–426
119. Fredin HO, Rosberg B, Arborelius Jr M, Nylander G (1984) On thrombo-embolism after total hip replacement in epidural analgesia: a controlled study of dextran 70 and low dose heparin combined with dihydroergotamine. Br J Surg 71: 58–60
120. Jones SEF, Beasley JM, MacFarlane DWR et al. (1984) Intrathecal morphine for postoperative pain relief in children. Br J Anaesth 56: 137–140
121. Odoom JA, Sih IL (1983) Epidural analgesia and anticoagulant therapy. Experience with one thousand cases of continuous epidurals. Anaesthesia 38: 254–259
122. Ellison N, Jobes DR, Schwartz AJ (1982) Implications of anticoagulant therapy. Int Anesthesiol Clin 20: 121–135
123. Rao TL, El-Etr AA (1981) Anticoagulation following placement of epidural and subarachnoid catheters: an evaluation of neurologic sequelae. Anesthesiology 55: 618–620
124. Mathews ET, Abrams LD (1980) Intrathecal morphine in open heart surgery. Lancet ii: 543
125. Cunningham FO, Egan JM, Inhara T (1980) Continuous epidural anesthesia in abdominal vascular surgery: a review of 100 consecutive cases. Am J Surg 139: 624–627
126. Lunn JK, Dannemiller FJ, Stanley TH (1979) Cardiovascular response to clamping of the aorta during epidural and general anesthesia. Anesth Analg 58: 372–376
127. Ruff RL, Dougherty JH (1981) Complications of lumbar puncture followed by anticoagulation. Stroke 12: 879–881

128. Horlocker T (1993) When to remove a spinal or epidural catheter in an anticoagulated patient. Reg Anesth 18: 264–265
129. Locke GE, Giorgio AJ, Biggers SL et al. (1976) Acute spinal epidural hematoma secondary to aspirin-induced prolonged bleeding. Surg Neurol 5: 293–296
130. Rodgers RPC, Levin J (1990) A critical reappraisal of the bleeding time. Semin Thromb Hemost 16: 1–20
131. Sauer W, Schwagmeier R, Nolte H (1992) Permanent medication with acetylsalicylic acid – a problem in regional anesthesia (in German). Anaesthesist 41: 489–493
132. Anonymous (1991) The bleeding time (editorial). Lancet 337: 1447–1448
133. O'Kelly SW, Lawes EG, Luntley JB (1992) Bleeding time: is it a useful clinical tool Br J Anaesth 68: 313–315
134. Bromage Pr (1992) Epidural anesthesia in the anticoagulated patient. Anesthesiol Rev19: 22–26
135. McDonald R (1992) Bleeding time. Br J Anaesth 69: 329
136. Bromage PR (1992) Bleeding time. Br J Anaesth 69: 330
137. Cooke ED, Lloyd MJ, Bowcock SA, Pilcher MF (1976) Monitoring during low-dose heparin prophylaxis. New Engl J Med 294: 1066–1067
138. Levine MN, Planes A, Hirsch J et al. (1989) The relationship between anti-factor Xa level and clinical outcome in patients receiving enoxaparine low molecular weight heparin to prevent deep vein thrombosis after hip replacement. Thromb Haemost 62: 940–944
139. Bergqvist D (1992) Review of clinical trials of low molecular weight heparins. Eur J Surg 158: 67–78
140. Bergqvist D, Lindblad B, Mätzsch T (1993) Risk of combining low molecular weight heparin for thromboprophylaxis and epidural or spinal anesthesia. Semin Thromb Hemost 19 [Suppl 1]: 147–151
141. Tryba M, Wedel DJ (1997) Central neuraxial block and low molecular weight heparin (enoxaparin): Lessons learned from different dosage regimens in two continents. Acta Anaesthesiol Scand 42: 99–103

Katheterassoziierte Thrombose

A. BACH

Einleitung

Nach den Berichten von Aubaniac 1952 über den Einsatz eines Subklaviakatheters zur raschen Volumenabgabe im Schock und von Dudrick 1968 über den Einsatz zentraler Wege zur parenteralen Ernährung wurden in zunehmendem Maße zentralvenöse Katheter eingesetzt. In der Folge kam es zu einer Indikationsausweitung für den Einsatz zentralvenöser Katheter: neben einer raschen Volumengabe und einer parenteralen Ernährung zählen zu den wichtigsten Indikationen die Flüssigkeits- und Elektrolytzufuhr, die Medikamentenapplikation, Nierenersatzverfahren wie eine Hämodialyse sowie das hämodynamische Monitoring. Zu den einzelnen Indikationen wurden teilweise spezielle Katheter wie z. B. Einschwemmkatheter in die Arteria pulmonalis (Swan-Ganz-Katheter) entwickelt.

Neben traumatischen Komplikationen bei der Anlage der zentralvenösen Katheter wurde bereits früh über Infektionen und Thrombosen im Zusammenhang mit zentralvenösen Kathetern berichtet [35]. Weitere Berichte bestätigten diese Komplikationen und beschrieben darüber hinaus schwerwiegende Sekundärkomplikationen wie z. B. Lungenembolien aufgrund einer katheterassoziierten Thrombose.

Inzidenz

In der Literatur finden sich Angaben zur Häufigkeit einer katheterassoziierten Thrombose von 3 % bis über 70 % [46]. Diese unterschiedlichen Häufigkeiten verweisen indirekt auf die Schwierigkeiten bei der Diagnostik dieses Krankheitsbildes. Des weiteren hängt die Häufigkeit der katheterassoziierten Thrombose von den jeweiligen Patienten und ihren spezifischen Risikofaktoren und der Art der intravasalen Katheter und des Kathetermaterials ab.

Diagnose

Die katheterassoziierte Thrombose verläuft oftmals inapparent. Sind klinische Zeichen vorhanden, so sind diese oftmals gering ausgeprägt. Deutliche klinische Zeichen umfassen eine Schwellung des ipsilateralen Armes bzw. Nackens mit livider Verfärbung und ggf. Schmerzen im venösen Abflußgebiet. Nur in bis zu 5 % einer radiologisch verifizierten katheterassoziierten Thrombose liegen auch klinische Symptome vor. Die durch eine klinische Untersuchung erfaßbaren Zeichen sind also nur im Fall einer ausgeprägten Einflußstauung oder einer Thrombophlebitis oberflächlicher Venen u. ä. richtungsweisend. Wichtig ist es jedoch, hinweisende Symptome in die Differentialdiagnose einer katheterassoziierten Thrombose einzubeziehen, um die weitergehende Diagnostik veranlassen zu können.

Goldstandard ist bislang die Phlebographie. Die Phlebographie durch den liegenden Katheter kann allerdings Thromben an der Eintrittsstelle des Katheters in die Vene nicht nachweisen, so daß eine sog. Rückzugsphlebographie notwendig ist.

In neuerer Zeit sind Ultraschalltechniken, insbesondere der gepulste Doppler, nahezu ebenbürtig. Andere Verfahren wie die Radionukliddiagnostik kommen bei speziellen Fragestellungen zum Einsatz.

Pathogenese

Unmittelbar nach dem Kontakt des Katheters mit dem Blut beginnt die Anlagerung von Zellen und Zellprodukten an der Fremdkörperoberfläche. Es kommt zur Anlagerung von Thrombozyten und innerhalb von Stunden zur Entwicklung eines Finbrinmantels. Diese Fibrinablagerung kann bei über 90 % aller Katheter, die länger als eine Woche intravasal verbleiben, nachgewiesen werden [24]. Möglicherweise begünstigt diese Proteinmatrix die Anlagerung von Bakterien und die durch die infektiösen Prozesse getriggerte intrinsische Gerinnungsaktivierung wiederum die Entwicklung einer Thrombose.

Weiterhin begünstigen eine Reihe von patienten- und katheterbezogenen Faktoren die Entstehung einer Thrombose. Diese Faktoren lassen sich anhand der Trias Virchows: Stase, Hyperkoagulation und lokales Trauma kategorisieren.

Virchow-Trias und Katheterthrombose:

- Stase (Strömungsdynamik):
  - Dehydration,
  - Hypotension,
  - Immobilisation,
  - Herzversagen,
  - lokale Abflußstörung;

- Koagulation (Blutzusammensetzung):
  - Malignität (Nierentumor),
  - Sepsis,
  - spezifische Störungen (AT III-Mangel),
  - Medikamente (Aprotinin, Kontrastmittel),
  - lokale Infektion;

- lokales Trauma (Endothelschaden):
  - Punktionsmethode,
  - Punktionshäufigkeit,
  - Relation Katheterdurchmesser zu Venenvolumen,
  - Katheterliegedauer,
  - Katheterart,

- Kathetermaterial, (Silastik-Polyurethan-PE-PVC; Steifigkeit, Biokompatibilität),
- Infusat (Osmolarität, pH).

Die wichtigsten Faktoren sind:
- ein lokales Endotheltrauma, insbesondere bei einer großen Relation von Katheterdurchmesser zu Venendurchmesser und
- Veränderungen des Blutes im Sinne einer Thrombogenität wie z. B. ein AT III-Mangel.

De Cicco et al. [10] und ebenso Lokich u. Becker [31] zeigten, daß ein niedriger Spiegel an AT III bei Karzinompatienten zu einer höheren Inzidenz der katheterassoziierten Thrombose führte. Auch bei Neugeborenen wiesen die Patienten mit konsekutiver katheterassoziierter Thrombose einen niedrigeren AT III-Spiegel auf als Patienten ohne katheterassoziierte Thrombose [36]. Bislang fehlt allerdings der Nachweis, daß die therapeutische Substitution von AT III das Ausmaß einer katheterassoziierten Thrombose zu reduzieren vermag.

Die prophylaktische Gabe von Aprotinin [4] bzw. die therapeutische Gabe von Epsilonaminocapronsäure [11] scheint die Entstehung von thrombotischen Auflagerungen an Kathetern zu erleichtern.

Die thrombotischen Auflagerungen an der Katheteroberfläche und im Lumen bilden sich innerhalb von Stunden aus [21]. In diesen Auflagerungen befinden sich neben Mikroorganismen v. a. Thrombozyten, Fibrin, Abwehrzellen und amorphes Material [37].

Die Thrombosen lassen sich in 2 Hauptgruppen einteilen:
- erstens kommt es zu thrombotischen Ablagerungen auf der äußeren und inneren Katheteroberfläche im Sinne eines Umscheidungsthrombus,
- zum anderen kommt es zu Auflagerungen an dem lädierten Endothel im Bereich der Kontaktstellen von Katheter und Gefäß im Sinne eines Parietalthrombus (s. Abb. 1). Der Schweregrad dieser thrombotischen Veränderungen bestimmt im wesentlichen das klinische Symptombild (s. Einteilung nach [10] in Abb. 2).

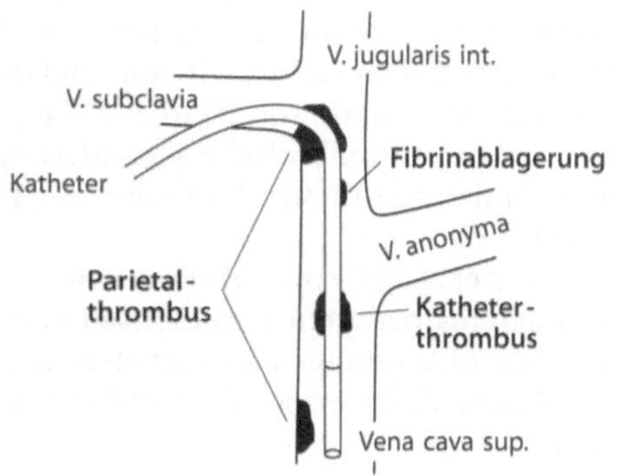

Abb. 1. Katheterassoziierte Thrombose

Abb. 2. Klassifikation der Thrombose

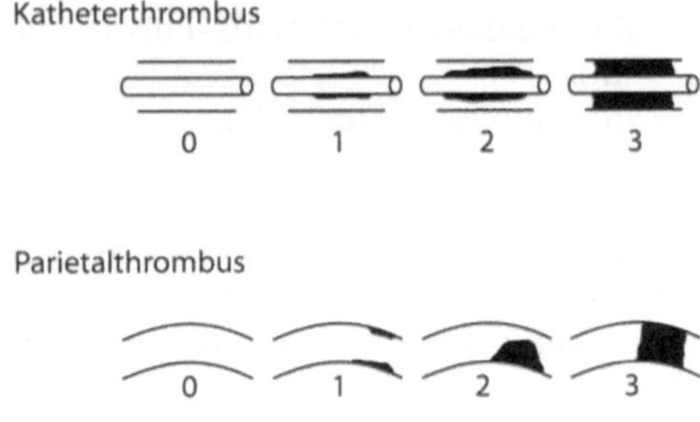

Horne et al. [23] zeigten, daß nach einer durchschnittlichen Liegezeit der intravasalen Katheter von 6 Wochen im durch den Katheter entnommenen Blut von Patienten mit einer phlebographisch gesicherten Thrombose mehr Thrombomodulin und ein höheres Verhältnis an „plasminogen activator inhibitor-1" zum „tissue plasminogen activator" nachweisbar war im Vergleich zu dem Blut aus den Kathetern von Patienten ohne phlebographische Auffälligkeiten bzw. im Vergleich zu Blut, das aus einer nicht katheterisierten peripheren Vene entnommen worden war. Die Autoren schlossen, daß diese Veränderungen, durch einen lokalen Endothelschaden induziert, durch den Katheter verursacht wurden.

Komplikationen

Die Lungenembolie aufgrund von abgeschertem thrombotischem Material aufgrund einer katheterassoziierten Thrombose kann klinisch inapperent verlaufen oder mit klinischen Zeichen wie einer Tachykardie und Tachypnose einhergehen [17]. So berichteten Gehling et al. [16] über einen Patienten, der im kardiorespiratorischen Schock aufgenommen wurde. In der Echokardiographie zeigte sich ein großer flottierender Thrombus im rechten Vorhof, von dem ein Teil während der Untersuchung in die Pulmonalarterie embolisierte. Der Thrombus hatte sich in der Vena cava superior nach der Anlage eines zentralen Venenkatheters gebildet. Schon früh wurde von Ducatman et al. [13] berichtet, daß bei Patienten mit zentralvenösen Kathetern Thromben im rechten Herzen in einer Häufigkeit von 32 % autoptisch nachweisbar waren. In Patienten, die einen Swan-Ganz-Katheter erhalten hatten, ließen sich sogar in 61 % autoptisch Thrombosen in der Vena cava superior, dem rechten Atrium und den Pulmonalarterien nachweisen [30].

Eine neuere Studie von Raad et al. [39] zeigte bei langzeitkatheterisierten Patienten in 38 % thrombotische Veränderungen der katheterisierten Vene, während die kontralaterale Kontrollvene nur in 1,4 % diese Veränderungen aufwies (s. Tabelle 1).

Pollard et al. [38] sowie Dollery et al. [12] berichteten über eine hohe Häufigkeit an katheterassoziierten Thrombosen und Lungenembolien aufgrund von thrombotischen Ablagerungen an Kathetern bei Kindern, die länger als 3 Monate einen intravasalen Katheter zu einer Chemotherapie oder parenteralen Ernährung erhalten hatten.

Tabelle 1. Inzidenz der Katheterthrombose

	Katheterisierte Vene [%]	Kontrollvene [%]	p
Pathologische Veränderungen	49	9,2	< 0,001
Wandständige Thromben	38	1,4	< 0,001

Das dem Katheter aufgelagerte Material kann beim Wechsel der Katheter über Führungsdrähte abgeschert werden und zu pulmonalarteriellen Embolien führen [26].

Auch nach Entfernung des kolonisierten Katheters kann es aufgrund des infizierten thrombotischen Materials weiterhin zu Bakteriämie und damit zu weiteren Komplikationen kommen.

Ausgeprägte katheterassoziierte Thrombosen führen in Einzelfällen zu sehr schwerwiegenden Komplikationen: z. B. zu einer Koronarsinusthrombose [15].

Kathetermaterial

Die ersten zentralen Venenkatheter waren aus Polyvinylchlorid und Polyethylen, die thrombogener sind als die neueren Substanzen Polyurethan und Silastic [5, 14, 22, 31, 47].

So fanden Madan et al. bei peripheren Verweilkanülen aus Silikon nur in 7 % der Patienten eine Thrombophlebitis, jedoch in 100 % der Patienten, die mit einer Teflonkanüle versorgt worden waren [33].

Klinische Studien an Patienten mit Swan-Ganz-Kathetern konnten zeigen, daß ein Heparin-Coating der Katheter die Thrombogenität der Oberfläche und die Inzidenz der katheterassoziierten Thrombosen reduzieren kann [21, 34]: so fanden sich in den Studien von Mangano [34] eine deutliche Reduktion der Katheter mit thrombotischem Material sowie eine Reduktion des Thrombusgewichts pro Katheter durch eine Heparinbeschichtung (s. Abb. 3).

Spätere Berichte bestätigen diese Beobachtungen [1, 2]. Diese Autoren wiesen auch auf eine Reduktion der bakteriellen Katheterkolonisation und der katheterassoziierten Infektionen durch eine Heparinbeschichtung hin (s. Abb. 4). Alle diese Berichte umfassen jedoch nur sehr geringe Patientenzahlen; nur wenige weitere klinische Studien liegen z. Z. vor [28].

Gutowska et al. [18] konnten jedoch im Tierexperiment zeigen, daß ein Heparin-Coating der Polyurethanoberfläche des Katheters zu einer deutlichen quantitativen Reduktion des Thrombusmaterials im Vergleich zur unbehandelten Oberfläche führt.

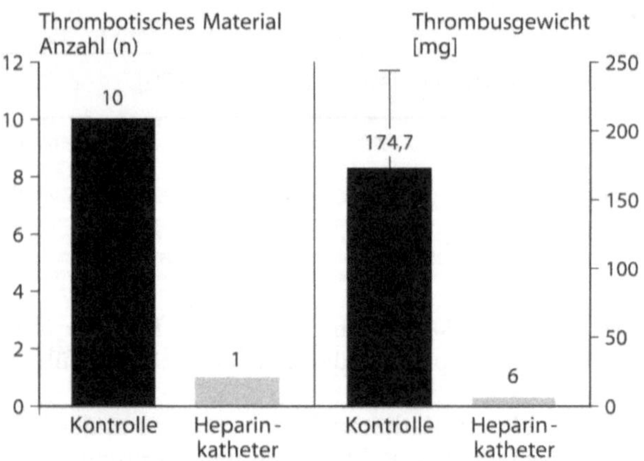

Abb. 3. Heparinisierte Katheter und Thrombose. (Nach [34])

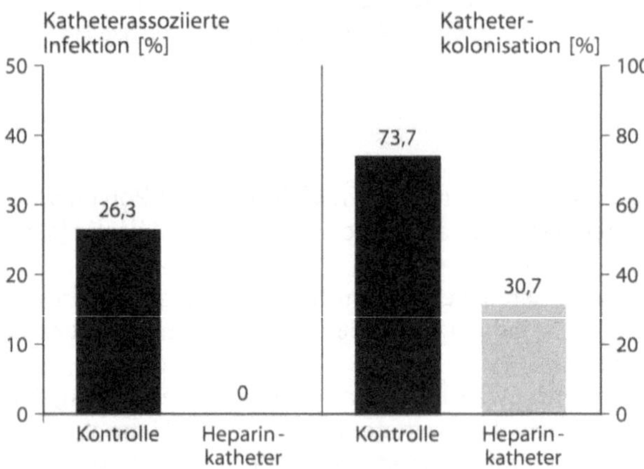

Abb. 4. Heparinisierte Katheter und assoziierte Infektionen. (Nach [2])

Thrombose und Infektion

Klinisch konnte immer wieder ein Zusammenhang zwischen einer katheterassoziierten Infektion und einer katheterassoziierten Thrombose beobachtet werden [25, 42, 47]. Der exakte pathogenetische Mechanismus zur Erklärung steht noch aus. Einerseits könnte eine bakterielle Besiedlung die Entstehung einer Thrombose begünstigen, da Bakterien bzw. ihre Produkte zu einer lokalen Aktivierung der Gerinnung führen. Andererseits ist der Fibrinmantel um die Katheter ein idealer Nidus für Bakterien, so daß es spekulativ bleibt, ob eine bakteriell induzierte katheterassoziierte Infektion der katheterassoziierten Thrombose oftmals vorausgeht oder dieser nachfolgt [6].

In-vitro-Experimente konnten eine bedeutende Rolle von Thrombozyten in der Adhärenzvermittlung von Staphylokokken an Kunststoffmaterialien zeigen [29, 45].

Raad et al. [39] fanden bei einer autoptischen Untersuchung einen Zusammenhang von katheterassoziierter Thrombose und Infektion: von den Patienten mit Katheterthrombosen zeigten 22,6 % eine katheterassoziierte Infektion, während die Patienten ohne Katheterthrombose auch keine Infektion aufwiesen (s. Tabelle 2).

Es können jedoch Thrombose und Infektion durchaus unabhängig voneinander vorkommen [9, 12, 13].

Dennoch konnten Appelgren et al. [1, 2] an Patienten zeigen, daß durch den Einsatz heparinisierter Katheter auch die Häufigkeit an katheterassoziierten Infektionen gesenkt werden konnte.

Therapie

Die Art und der Umfang der Behandlung wird entscheidend durch das Ausmaß der Symptome und der Notwendigkeit eines zentralen Zugangs bedingt. Je ausgeprägter die Symptome und je wichtiger es ist, den Katheter in situ zu belassen, desto aggressiver die Therapie mit Antikoagulanzien oder Fibrinolytika.

In der Regel ist jedoch die Katheterentfernung die Therapie der Wahl. Ist jedoch eine Neuanlage sehr schwierig – insbesondere dann, wenn Ports implantiert sind –, so können bei intraluminalen thrombotischen Verschlüssen thrombolytische Medikamente wie Urokinase, Streptokinase oder rtPA [8, 40, 41] oder Heparin [32] eingesetzt werden. Auch bei katheterassoziierter Infektionen mit gleichzeitiger Thrombose wurde Urokinase als Zusatz zur antibiotischen Therapie mit Erfolg angewendet.

Aufgrund mangelnder prospektiver Studien ist das Vorgehen weitgehend empirisch und orientiert sich am Einzelfall.

Prävention

Ein Hauptpfeiler war und ist die Entwicklung von weniger thrombogenem Material. Hierzu können die Materialien auf ihre Thrombophilie gescreent werden. So z. B. in in-vitro-Tests, wobei die Anlagerung von markierten Thrombozyten an das Fremdmaterial bestimmt wird, oder durch in-vivo-Tests, in denen die Häufigkeit und das Ausmaß der thrombotischen Veränderungen, die durch den implantierten Venenkatheter induziert werden, makroskopisch und mikroskopisch ermittelt werden.

Tabelle 2. Katheterinfektion und Katheterthrombose. (Nach[39])

	Anzahl (n)	Mit Katheterinfektion (n)
Patienten mit Katheterthrombosen	31	7
Patienten ohne Katheterthrombosen	41	0

Weiterhin können Antikoagulanzien systemisch oder lokal gegeben werden. So konnten Veerabagu et al. [44] zeigen, daß bei Patienten, die einer langzeitigen parenteralen Ernährung bedurften, eine therapeutisch wirksame Dosis an Marcumar die Inzidenz an katheterassoziierten Thrombosen signifikant senkte bei einem geringen Anstieg der Blutungskomplikationen.

Des weiteren werden niedrigdosierte Antikoagulanzien als kontinuierliche Spüllösung von Kathetern, insbesondere von intraarteriellen Kathetern, eingesetzt oder in Form eines Heparin-Locks, einer intermittierenden Füllung des Katheterlumens mit Heparinlösung, verwendet [5, 6, 14, 25]. Beispielhaft konnten Fabri et al. [14] zeigen, daß durch die kontinuierliche Applikation von Heparin (3000 IE/l) nur in 2 von 24 Patienten katheterassoziierte Thrombosen festgestellt wurden und daß in der Kontrollgruppe mit 7 katheterassoziierten Thrombosen bei 22 katheterisierten Patienten signifikant mehr Thrombosen auftraten. Brismar et al. [6] und Imperial et al. [25] bestätigten dies, während Kudsk et al. [29] zu abweichenden Ergebnissen kamen.

Ein weiterer Ansatz, die katheterassoziierte Thrombose zu verhüten, liegt in der Auswahl der Venen. Bei der Anlage eines zentralvenösen Katheters ist die Auswahl geeigneter großlumiger Venen, die noch nicht thrombotisch verändert sind, insbesondere bei Patienten wichtig, die oft rekatheterisiert wurden. Hier erlaubt die Duplexultraschalluntersuchung die Auswahl geeigneter Venen [19]. Des weiteren ist bei der Auswahl der Venen wichtig, daß Venen der unteren Extremität, wie z. B. die V. femoralis, häufiger nach der Anlage eines Katheters thrombotisch verändert sind als Venen der oberen Extremität, wie z. B. die V. jugularis. So fanden Trottier et al. [43] in 25 % der Patienten, die randomisiert einen Katheter in die V. femoralis erhalten hatten, Anzeichen einer Thrombose, während bei den Patienten, die den Katheter alternativ in die V. jugularis erhalten hatten, keine Thrombose nachgewiesen werden konnte.

Literatur

1. Appelgren P, Ransjo U, Bindslev L, Larm O (1995a)Does surface heparinisation reduce bacterial colonization of central venous catheters? Lancet 345: 130
2. Appelgren P, Ransjö U, Larm O, Bindslev L (1995b) Central-venous-catheter related bacteramia. Lancet 345: 801
3. Bach A, Böhrer H (1993) Infektionen durch intravasale Katheter: Ätiopathogenese-Diagnose-Therapie-Prävention. Anästhesiol Intensivmed Notfallmed Schmerzther 28: 404–414
4. Böhrer H, Fleischer F, Lang J, Vahl C (1990) Early formation of thrombi on pulmonary artery catheters in cardiac surgical patients receiving high-dose aprotinin. J Cardiothoracic Anesth 4: 222–225
5. Bozzetti F, Scarpa D, Terno G, Scotti A, Ammatuna M, Bonalumi MG, Ceglia E (1983) Subclavian venous thrombosis due to indwelling catheters: a prospective study on 52 patients. J Parenter Enteral Nutrit 7: 560–562
6. Brismar B, Hardstedt C, Jacobson S, Kager L, Malmborg AS (1982) Reduction of catheter-associated thrombosis in parenteral nutrition by intravenous heparin therapy. Arch Surg 117: 1196–1199
7. Brismar B, Nystrom B (1986) Thrombophlebitis and septicemia: complications related to intravascular devices and their prophylaxis. A review. Acta Chir Scand 530 [Suppl.]: 73–77

8. Brothers TE, Von Moll LK, Niederhuber JE, Roberts JA, Walker-Andrews S, Ensminger WD (1988) Experience with subcutaneous infusion ports in three hundert patients. Surg Gynecol Obstet 166: 295–301
9. Buchman AL, Misra S, Moukarzel A, Ament ME (1994) Catheter thrombosis and superior / inferior vena cava syndrome are rare complications of long term parenteral nutrition. Clin Nutrit 13: 356–360
10. DeCicco M, Matovic M, Balestreri L, DeAngelis V, Fracasso A, Morassut S, Coran F, Babare R, Buonadonna A, Testa V (1995) Antithrombin III deficiency as a risk factor for catheter-related central vein thrombosis in cancer patients. Thromb Res 78: 127–137
11. Dentz ME, Slaughter TF, Mark JB (1195) Early thrombus formation on heparin-bonded pulmonary artery catheters in patients receiving epsilon aminocaproic acid. Anesthesiology 82: 583–586
12. Dollery CM, Sullivan ID, Bauraind O, Bull C, Milla PJ (1994) Thrombosis and embolism in long-term central venous access for parenteral nutrition. Lancet 344: 1043–1045
13. Ducatman BS, McMichan JC, Edwards WD (1985) Catheter induced lesions of the right side of the heart. J Am Med Assoc 253: 791–5
14. Fabri PJ, Mirtallo JM, Ebbert ML, Kudsk KA, Powell C, Ruberg RL (1984) Clinical effect of nonthrombotic total parenteral nutrition catheters. J Parenter Enteral Nutrit 8: 705–707
15. Figuerola M, Tomas MT, Armengol J, Bejar A, Adrados M, Bonet A (1992) Pericardial tamponade and coronary sinus thrombosis associated with central venous catheterization. Chest 101: 1154–1155
16. Gehling U, Jackowski M Wiebel M, Becker H (1992) Echokardiographischer Nachweis eines rechtsatrialen Thrombus und seiner Embolisation in die Lunge. Dtsch Med Wochenschr 117: 291–295
17. Goodman DJ, Rider AK, Billingham ME, Schroeder JS (1974) Thromboembolic complications with the indwelling balloon-tipped pulmonary arterial catheter. N Engl J Med 291: 777
18. Gutowska A, Bae YH, Jacobs H, Mohammed F, Mix D, Feijen J, Kim SW (1995) Heparin release from thermosensitive polymer coatings: in vivo studies. J Biomed Mater Res 29: 811–821
19. Haire WD, Lynch TG, Lieberman RP, Edney JA (1992) Duplex scans before subclavian vein catherization predict unsuccesful catheter placement. Arch Surg 127: 229–230
20. Herrmann H, Lai QJ, Albrecht RM, Mosher DF, Proctor RA (1993) Adhesion of Staphylococcus-aureus to surface-bounded platelets. Role of fibrinogen/fibrin and platelet integrins. J Infect Dis 167: 312–322
21. Hoar PF, Wilson RM, Mangano DT, Avery GJ, Szarnicki RJ, Hill JD (1981) Heparin bonding reduced thrombogenicity of pulmonary artery catheters. N Engl Med 305: 993–995
22. Horattas MC, Wright DJ, Fentan AH, Evans DM, Oddi MA, Kamienski RW, Shields EF (1988) Changing concepts of deep vein thrombosis of the upper extremity-report of a series and review of the lierature. Surgery 104: 561–567
23. Horne MK, Merryman PK, Mayo DJ, Gralnick HR, Chang RC, Alexander HR (1995) Reductions in tissue plasminogen activator and thrombomodulin in blood draining veins damaged by venous access devices. Thromb Res 79: 369–376
24. Hoshal VL, Ause RG, Hoskins PA (1971) Fibrin Sleeve formation on indwelling subclavian central venous catheters. Arch Surg 102: 353–358
25. Imperial J, Bistrian BR, Bothe A, Bern M, Blackburn GL (1983) Limitation of central vein thrombosis in total parenteral nutrition by continuous infusion of low dose heparin. J Am Coll Nutrit 2: 63–73
26. Johnson CW, Miller CW, Ognibene FP (1991) Acute pulmonary emboli associated with guidewire change of a central venous catheter. Intens Care Med 17: 115–117
27. Jones GR, Konsler GK, Dunaway RP, Lacey SR, Azizkhan RG (1993) Prospective analysis of urokinase in the treatment of catheter sepsis in pediatric hematology-oncology patients. J Pediatr Surg 28: 350–355
28. Krafte-Jacobs B, Sivit CJ, Meija R, Pollack MM (1995) Catheter-related thrombosis in critically ill children: comparison of catheters with and without heparin bonding. J Pediatr 126: 50–54
29. Kudsk KA, Powell C, Mirtallo JM, Fabri PJ, Ruberg RL (1985) Heparin does not reduce catheter sepsis during total parenteral nutrition. J Parenter Enteral Nutrit 9: 348–349

30. Lange HW, Galliani CA, Edwards JE (1983) Local complications associated with indwelling Swan-Ganz catheters: autopsy study of 36 cases. Am J Cardiol 52: 1108–1111
31. Lokich JJ, Becker B (1983) Subclavian vein thrombosis in patients treated with infusion chemotherapy for advanced malignancy. Chest 52: 1586–1589
32. Lokich JJ, Bohte A, Benotti P, Moore C (1985) Complications and management of implanted access catheters. J Clin Oncol 3: 710–717
33. Madan M, Alexander DJ, McMahon MJ 1992) Influence of catheter type on occurence of thrombophlebitis during peripheral intravenous nutrition. Lancet 339: 101–103
34. Mangano DT (1982) Heparin bonding and long-term protection against thrombogenesis. New Engl J Med 307: 894–895
35. McDonough JJ, Altemeier WA (1971) Subclavian venous thrombosis secondary to indwelling catheters. Surg Gynecol Obstet 133: 397–400
36. Mehta S, Connors AF, Danish EH, Grisoni E (1992) Incidence of thrombosis during central venous catheterization of newborns: a prospective study. J Pediatr Surg 27: 18–22
37. Poisson DM, Touquet S, Bercault N, Arbeille B (1992) Electron-microscopic description of accretions occuring on tips of infected an noninfected central venous catheters. Intens Care Med 18: 464–468
38. Pollard AJ, Narayanswami S, Wright JG, Beath SV, Booth IW, Kelly DA (1995) ECG and echocardiographic diagnosis of pulmonary thromboembolism associated with central venous lines. Arch Dis Child 73:147–150
39. Raad II, Luna M, Khalil SA, Costerton JW, Lam C, Bodey GP (1994) The relationship between thrombotic and infectious complications of central venous catheters. J Am Med Assoc 271: 1014–1016
40. Rodenhuis S, van't Hek LGFM, Vlasveld LT, Kröger R, Dubbelman R, van Tol RGL (1992) Central venous catheter associated thrombosis of major veins: thrombolytic treatment with recombinant tissue plasminogen activator. Thorax 48: 558–559
41. Seigel EL, Jew AC, Delcore R, Iliopoulos JI, Thomas JH (1993) Thrombolytic therapy for catheter-related thrombosis. Am J Surg 166: 716–719
42. Stillman RM, Soliman F, Garcia L, Sawyer PN (1977) Etiology of catheter-associated sepsis. Correlation with thrombogenicity. Arch Surg 112: 1497–1498
43. Trottier SJ, Veremakis C, O'Brien J, Auer AI (1995) Femoral deep vein thrombosis associated with central venous catheterization: Results from a prospective, randomized trial. Crit Care Med 23: 52–59
44. Veerabagu MP, Tuttle-Newhall J, Maliakkai R, Champagne C, Mascioli EA (1995) Warfarin and reduced central venous thrombosis in home total parenteral nutrition patients. Nutrition 11: 142–144
45. Wang IW, Anderson JM, Merchant RE (1993) Staphylococcus – epidermidis adhesion to hydrophobis biomedical polymer ist mediated by platelets. J Infect Dis 167: 329–336
46. Wechsler RJ, Spirn PW, Conant EF, Steiner RM, Needleman L (1993) Thrombosis and infection caused by thoracic venous catheters-pathogenesis and imaging findings. Am J Roentgenol 160: 467–471
47. Welch GW, McKeel DW, Silverstein P, Walker HL (1974) The role of catheter composition in the development of thrombophlebitis. Surg Gynecol Obstet 138: 421–424

KAPITEL 9

Stellenwert der Thrombolyse bei der akuten Lungenembolie

U. WINDSTETTER und D.C. GULBA

Epidemiologische und klinische Bedeutung der Lungenembolie

Seit Jahrzehnten zählt die Lungenembolie unbeachtet aller Fortschritte in Prophylaxe, Diagnostik und Therapie zu den 3 häufigsten Todesursachen hospitalisierter Patienten und ist gleichzeitig die Hauptursache aller unerwarteten Todesfälle [4, 28, 43, 45]. Während die Sterblichkeit milder Lungenembolien selbst ohne Behandlung nur 5 % beträgt [70] und letale Verläufe aller klinisch apparenten, unbehandelten Formen zusammen 30 % ausmachen [20, 71, 83], sterben bei massiver Lungenembolie mit Schocksymptomatik innerhalb der ersten 30 min 50 %, innerhalb der ersten 60 min 70 % und in den ersten 6 h 85 % der Patienten [3, 6, 65, 83]. Dabei hängt die Letalität direkt vom Ausmaß der Gefäßobstruktion ab und beträgt 5 % bei < 50%iger und 16 % bei ca. 50%iger Obstruktion sowie 32 % bei > 50%iger Verlegung [73].

Insgesamt ist die Lungenembolie eine unterdiagnostizierte und untertherapierte Erkrankung [36, 61], deren Diagnose lediglich in 20–50 % ante mortem richtig gestellt wird [38, 55]. Die gleichbleibende Todesrate der Lungenembolie [44] geht dabei am ehesten auf die seit Jahrzehnten überwiegend unveränderte Behandlung mit alleiniger Antikoagulation zurück [21]. Durch sie werden Rezidive, die in ca. 50 % tödlich verlaufen [74], vermindert und damit die Gesamtletalität auf 8 % gesenkt [71]. Die geringe Vertrautheit mit der Thrombolyse bei Lungenembolie (die Lysequote beträgt etwa 10 %) ist verständlich, da die meisten Kliniken nur wenige Patienten mit massiver Lungenembolie pro Jahr behandeln [21].

Nur bei der Hälfte aller Lungenembolien kann die Quelle der Thrombembolie nachgewiesen werden, dabei ist die V. cava inferior in 86 %, das rechte Herz und die V. cava inferior in je 3 % Ursprung des Embolus [55]; umgekehrt kommt es bei der Hälfte der Patienten mit erkannter tiefer Beinvenenthrombose zu einer stummen Lungenembolie [58].

Angeborene oder erworbene Koagulopathien (wie Protein-S-, Protein-C- oder AT-III-Mangel, Lupusantikoagulans) lassen sich bei 2 % der Gesamtbevölkerung, 10 % der Patienten mit venösen Thrombembolien und bei 30 % der Patienten mit chronisch rezidivierender Lungenembolie nachweisen [68]. In mehr als 90 % der akuten Lungenembolien kann keine Abnormalität der Gerinnung festgestellt werden, „idiopathische“ venöse Thrombosen weisen aber in nahezu jedem zweiten Fall eine aktivierte Protein-C-Resistenz auf [28].

Eine systematische Untersuchung an 399 Patienten mit klinisch apparenter und behandelter Lungenembolie zeigte, daß die häufigste Todesursache die Grunderkrankung wie Malignom (35 %), Infektion (22 %) sowie kardiale Dysfunktion

(17 %) darstellt und weniger die Lungenembolie selbst zum Tode führt [7]. Die Behandlung erfolgte in 73 % durch alleinige Antikoagulation, in 10 % durch V.-cava-Sperrmaßnahmen, in 6 % durch Thrombolyse und in 0,25 % durch Embolektomie. Im ersten Beobachtungsjahr starben 19 % der Patienten mit konventioneller Therapie, 37 % der Patienten mit V.-cava-Sperrmaßnahmen und 9 % der mit Thrombolyse Behandelten. Die Todesfälle, die auf die Lungenembolie zurückzuführen waren (ca. 10 %), traten innerhalb von 2 Wochen auf und waren meist auf Rezidive zurückzuführen (45 % der Rezidive verliefen tödlich).

Als Fazit bleibt festzuhalten, daß den unterschiedlichen Schweregraden der Lungenembolien entsprechend ihres natürlichen Verlaufs auch differenzierte Behandlungsstrategien zugeordnet werden müssen, daher bestimmt das Stadium der Erkrankung auch den zeitlichen Rahmen und die Aggressivität weiterer diagnostischer und therapeutischer Schritte.

Diagnostische Strategien

Der Zeitraum zwischen Beschwerdebeginn und Diagnosestellung der Lungenembolie ist sehr variabel. Der Grund hierfür liegt in der starken Variabilität ihrer klinischen Symptomatik. 7 Tage nach dem Ereignis vergehen bei 68 %, zwischen 7 und 30 Tagen bei 23 % und über 30 Tage immerhin noch bei 9 % aller Betroffenen, bevor die Diagnose gestellt wird [15, 48].

Initial sollten neben Anamnese und körperlicher Untersuchung immer die Standardmethoden wie Röntgenthorax, EKG, Blutgasanalyse und transthorakale Echokardiographie eingesetzt werden [28, 36, 46, 74]. Die Echokardiographie erlaubt eine rasche nichtinvasive Abschätzung der Rechtsherzfunktion und der Druckverhältnisse im kleinen Kreislauf, Nachweis von rechtskardialen oder zentralen pulmonalarteriellen Thromben, eines offenen Foramen ovale als Quelle paradoxer Embolien (transösophageal) sowie von Aortendissektion oder Perikardtamponade als Differentialdiagnose und Kontraindikation gegen eine Lyse und stellt außerdem eine gute Verlaufsuntersuchung nach Therapieeinleitung dar [29, 59]. Eine rechtsventrikuläre Hypertrophie (Wanddicke > 5 mm) spricht für chronische Lungen- oder Herzerkrankungen und gegen eine rein akute Lungenembolie [46].

Logistische Determinanten wie Verfügbarkeit (auch bei Nacht oder am Wochenende), Zuverlässigkeit und Zeitaufwand der Methoden bestimmen das weitere diagnostische Procedere [36, 46]. Zeitaufwendigere Methoden wie invasive pulmonalarterielle Druckmessung, Spiral-CT oder Szintigraphie zur Klärung von Diagnose und Schweregrad kommen zum Einsatz, wenn eine akute vitale Gefährdung mit unmittelbarer Therapienotwendigkeit (Reanimation, Akutlyse, Katheterfragmentation) ausgeschlossen ist. Eine Sonderstellung nimmt die Angiographie ein, die gerade vor aggressiver Therapie (Lyse, Operation) oder in unklaren Fällen mit subakuter Gefährdung indiziert ist, dies gilt um so mehr, als damit auch ein therapeutischer Ansatz (Katheterfragmentation) zur Verfügung steht und schwere Komplikationen selbst bei hohen Pulmonalisdrücken nur in 1 % auftreten [27, 36]. Bei adäquater Verfügbarkeit ist die Pulmonalisangiographie zweifellos (gegenüber Szintigraphie bzw. Spiral-CT) die Standarddiagnostik, die es auch erlaubt, auf

Intensivstationen durch invasive Überwachung ein drohendes Rechtsherzversagen, Rezidive und therapeutische Effekte abzuschätzen.

Das Spiral-CT erbringt in 98 % mit der Pulmonalisangiographie übereinstimmende Befunde, nachteilig wirken sich jedoch geringe Erfahrungswerte, unzureichende Verfügbarkeit und fehlende Therapie- bzw. Monitoringoption aus [46, 62].

Folgen der Lungenembolie

Ein akuter Anstieg der rechtsventrikulären Nachlast tritt ab einer Obstruktion der Lungenstrombahn von mehr als 25 % auf [54]. Die embolische Verlegung selbst, aber auch eine reflektorische Vasokonstriktion, die Hypoxie (Euler-Liljestrand-Reflex) und Freisetzung vasoaktiver Mediatoren aus den aktivierten Thrombozyten (Serotonin, Thromboxan A_2) erhöhen den pulmonalvaskulären Gefäßwiderstand und damit den pulmonalarteriellen Mitteldruck. Obwohl der rechtsventrikuläre systolische Druck mit ansteigender Obstruktion zunimmt, wird üblicherweise ein pulmonalarterieller Mitteldruck von (30–50) mm Hg nicht überschritten; höherere Druckwerte sprechen für eine chronische pulmonale Hypertonie [36]. Bei weiterer Obstruktion resultiert ein Pumpversagen des rechten Ventrikels mit Anstieg des rechtsatrialen Drucks; selten kommt es aufgrund der multiplen O_2-Versorgung des Parenchyms zum Lungeninfarkt [62]. Das manifeste Vorwärtsversagen und die Füllungsbehinderung des linken Ventrikels durch Septumdeviation nach links führt klinisch schließlich zur systemischen Hypotension, die mit einer hohen akuten Sterblichkeit einhergeht. Die überwiegende Mehrzahl der Lungenembolien sind angiographisch multipel, bevorzugt in der rechten Lunge und den kaudalen Segmenten lokalisiert und besitzen oft frische sowie ältere Anteile [56]. Die unmittelbare Todesursache bei Lungenembolie ist das akute Rechtsherzversagen, der Hauptgrund für die Langzeitmorbidität die chronisch pulmonale Hypertonie.

Therapiekonzepte

Die Ziele aller Therapiekonzepte der Lungenembolie sind Verbesserung des pulmonalen Gasaustauschs, Stabilisierung der Hämodynamik, Hemmung des Thrombuswachstums, Restitution der pulmonalen Gefäßstrombahn, Vermeidung von Rezidiven und Verbesserung der Prognose (akut sowie chronisch).

Der Zeitfaktor selbst ist entscheidend für den Erfolg unabhängig von der Art der Therapie [81]. Klinischer Schweregrad, Lokalisation der Embolie und logistische Gegebenheiten sind Eckpunkte für die Differentialtherapie [39]. Im wesentlichen kommen Antikoagulation, Thrombolyse, chirurgische oder interventionelle Embolektomie und Katheterfragmentation als Therapieoptionen in Frage.

Grundsätzlich muß jede Klinik anhand ihrer Möglichkeiten ein eigenes Therapieschema festlegen, das sich an den technischen und personellen Gegebenheiten orientiert. Am breitesten anwendbar erscheint neben der Antikoagulation v. a. die Thrombolyse, während die Katheterfragmentation oder eine Embolektomie (chirurgisch bzw. interventionell) eher spezialisierten Zentren vorbehalten ist. Von einigen Autoren wird ggf. eine Verlegung von Patienten in eine Klinik in Erwägung gezogen, in der eine Katheterfragmentation oder operative Embolektomie mit Herz-Lungen-Maschine möglich ist [83]. Hier muß aber u. E. streng die Gefährdung durch Sekundärembolie abgewogen werden; so vertreten selbst erfahrene Chirurgen die Auffassung, daß bei denjenigen Patienten, die das chirurgische Zentrum lebend erreichen, die Indikation nicht richtig gestellt war.

Antikoagulation

In randomisierten Studien konnte belegt werden, daß die Antikoagulation durch Reduktion des Thrombuswachstums die Spontanlyse begünstigt und die Rezidivquote vermindert. Eine alleinige Heparinisierung reduziert die Letalität der Lungenembolie von 30 % auf 8 % [1, 5, 36, 83].

Heparin wirkt sofort antikoagulativ, indem es die Hemmung aktivierter Gerinnungsfaktoren (v. a. Thrombin und Faktor Xa) durch Antithrombin III katalysiert. Üblicherweise wird bei Thrombembolien Heparin initial mit einem Bolus von 5000 IE, gefolgt von einer Infusion mit 1400 IE/h oder gewichtsadaptiert beginnend mit 80 IE/kg KG als Bolus und 18 IE/kg KG/h als Infusion verabreicht, bis die aPTT 1,5- bis 2,5fach erhöht oder der Anti-Faktor-Xa-Heparinspiegel von 0,3–0,7 IE/ml erreicht ist [28]. Mit diesem Vorgehen befinden sich 1/3 der Patienten im therapeutischen Bereich, 1/3 darüber und 1/3 darunter; durch Anpassung entsprechend einem dosisadaptierten Nomogramm erreichen über 80 % den Zielbereich in 24 h und über 90 % in 48 h (Tabelle 1, [10]).

Die Notwendigkeit von Heparin-Assays limitiert sich auf jene 10–20 % der Patienten, deren aPTT trotz Heparindosen von 40 000 IE/24 h nicht im therapeutischen Bereich liegen, hier werden Heparinspiegel in der Thrombin-/Protamintitration von 0,2–0,4 IE/ml angestrebt. Manche Empfehlungen beginnen höherdosiert mit 10 000–15 000 IE Heparin als Bolus, gefolgt von 1500 IE/h als Infusion wegen erhöhten Heparinbedarfs bei Lungenembolie [28]. Obwohl intermittierende subkutane Heparingaben und kontinuierliche Infusion gleich wirksam sind,

Tabelle 1. Standardheparinnormogramm zur optimierten aPTT-wirksamen Heparintherapie aus [10]. Nach einem Bolus von 5000 IE i.v. wird zunächst mit einer Rate von 1280 IE/h i.v. begonnen (*aPTT* aktivierte plartielle Thromboplastinzeit)

aPTT-Wert	Bolus [IE]	Pause [min]	Änderung der Infusionsrate [IE/h]	Erneute aPTT-Kontrolle
<50[a]	5000	0	+ 120	6 h
50–59	0	0	+ 120	6 h
60–85	0	0	0	Am nächsten Tag
86–95	0	0	- 80	Am nächsten Tag
96–120	0	30	- 80	6 h
>120	0	60	- 160	6 h

[a] Wenn die aPTT trotz einer i.v.-Heparindosis von 1440 IE/h oder mehr (zu irgendeinem Zeit punkt während der ersten 48 h der Heparingabe) subtherapeutisch ist, wird ein Bolus von 5000 IE, gefolgt von einer Erhöhung der Infusionsrate um 200 IE/h, verabreicht.

treten hämorrhagische Nebenwirkungen unter kontinuierlicher Gabe seltener auf [1].

Mit Marcumar wird (wenn eine reine Antikoagulation ausreichend ist) innerhalb der ersten 24 h begonnen und die Heparingabe für 5 Tage oder länger fortgesetzt, bis die INR für mindestens 2 Tage im therapeutischen Bereich (INR 2–3) ist.

AT-III-Spiegel < 50 % werden substituiert, bei Werten > 60 % wird die Heparindosis erhöht, bis der gewünschte Effekt eintritt. Zumindest bei thrombembolischen Geschehen, die keine Lyseindikation darstellen, empfiehlt sich eine 4- bis 5tägige Heparinisierung, während bei Patienten mit massiver Lungenembolie (und allen Lyseindikationen) die übliche 7–10 Tage dauernde Heparinisierung weiter Standard ist [1, 14, 28, 32, 35, 60]. Da in den ersten Tagen der Marcumartherapie der Quick-Wert die Reduktion der Faktor-VII-Aktivität (mit einer Halbwertszeit von 6 h) und erst nachfolgend die Hemmung von F X und II (Prothrombin) widerspiegelt, kommt es in den ersten 24 h der Therapie durch eine schnelle Reduktion von Protein C zu einer paradoxen Hyperkoagulabilität. Dieser relative Protein-C-Mangel ist wohl auch die Ursache für die Cumarinnekrosen. Dies bildet die Rationale für eine überlappende Antikoagulation mit Heparin und Marcumar (jeweils im therapeutischen Bereich) für 2 Tage [28, 35]. Bei Marcumarkontraindikationen kann auf niedermolekulares Heparin umgestellt werden.

Bei erstmaliger Lungenembolie (verursacht durch eine tiefe Venenthrombose) soll 3–6 Monate (danach wiegt das Blutungsrisiko den therapeutischen Nutzen auf), bei mehr als 2 Rezidiven, nachweisbaren Koagulopathien oder unkontrollierten Neoplasien lebenslang mit Marcumar oder niedermolekularem Heparin antikoaguliert werden [1, 28].

Lediglich akute lebensbedrohliche gastrointestinale oder zerebrale Blutungen sowie Heparinallergien vom Typ II stellen Kontraindikationen gegen eine Antikoagulation mit Heparin dar [83].

Nach Empfehlungen der American Heart Association soll, sobald die Thrombozyten um 50 % fallen, die Heparingabe unterbrochen werden, danach kommt es innerhalb einer Woche bei heparininduzierter Thrombozytopenie zur Normalisierung. Die Inzidenz der IgG-vermittelten Thrombozytopenie (z. T. mit Thromboseneigung durch Thrombozytenaktivierung) beträgt 1 % nach 7 und 3 % nach 14 Tagen, im Mittel dauert es 10 Tage, bis sie im Blutbild manifest wird. Wegen der Kreuzreaktivität mit niedermolekularen Heparinen in 70–100 % (je nach Testverfahren) kommt zuerst das Heparinoid Danaparoid (Orgaran; kreuzreaktiv in 3–10 %) oder alternativ Hirudin zur Anwendung [23, 28]. Danaparoid wird bei akuter Lungenembolie gewichtsadaptiert dosiert und seine Effektivität anhand der anti-Faktor-Xa(aFXa)-Aktivität gemessen (Bolusgaben: < 55 kg KG 1250 IE i.v., 55–90 kg KG 2500 IE i.v., > 90 kg KG 3750 IE i.v. oder alternativ als Dauerinfusion: 400 IE/h über 4 h, dann 300 IE/h über 4 h, dann 150–200 IE/h Erhaltungsdosis i.v.; der Zielspiegel für aFXaE/ml ist 0,5–0,8 und sollte in den ersten 3 Tagen täglich, danach jeden 2. Tag bestimmt werden) [23].

Niedermolekulare Heparine sind Fraktionen kommerziellen Heparins mit einem Molekulargewicht von 4000–5000 Da, welche durch kontrollierte Depolymerisation von unfraktioniertem Heparin hergestellt werden. Unfraktioniertes Heparin besitzt pharmakologische Eigenschaften wie unspezifische nichtfunktionelle Bindung an Plasmaproteine (Fibrinogen, Faktor VIII oder Fibronektin), welche für die Heparinresistenz bei einigen Patienten mit akuter Lungenembolie sowie die hohe interindividuelle Variabilität der Heparineffektivität angeschuldigt werden. Der hohe Anteil solcher Plasmaproteine, die Heparin unspezifisch binden, bedingt bei Lungenembolien die Schwierigkeit, therapeutische Spiegel aufrechtzuerhalten, sowie die hohe interindividuelle Variabilität [1]. Diese Limitierungen sind bei niedermolekularem Heparin nicht gegeben.

Randomisierte klinische Studien zeigten, daß niedermolekulares Heparin mindestens ebenso effektiv in der Behandlung venöser Thrombembolien wie unfraktioniertes Heparin ist und die Mortalität bei weniger schweren Blutungskomplikationen vergleichbar vermindert [33]. Subkutane fixe Dosen von niedermolekularem Heparin sind im Vergleich zu kontinuierlicher Heparininfusion (phlebographisch gesichert) effektiver in der Lyse venöser Thromben [2] und haben eine geringere Inzidenz von Rezidiven [34]. Niedermolekulares Heparin erwies sich mit einer Dosierung von 160 IE/kg KG als ebenso sicher und wirksam wie eine aPTT-wirksame intravenöse Antikoagulation mittels unfraktioniertem Heparin bei der Behandlung submassiver Lungenembolien [77] und besitzt eine niedrige Inzidenz von heparininduzierter Thrombopenie Typ II.

Thrombolyse

Die Rationale für die Antikoagulation ist es, eine Prophylaxe gegen weitere Thrombembolien zu gewährleisten, während das intrinsische fibrinolytische System des Körpers den Embolus spontan lysiert. Hinter dem Einsatz thrombolytischer Substanzen steht die Theorie, daß durch aktive Auflösung des Gerinnsels die kardiopulmonale Funktion schneller normalisert wird [54].

Im günstigsten Fall erreichen die Druckwerte im kleinen Kreislauf nach einem einmaligen akuten embolischen Ereignis mit alleiniger Antikoagulation nach 3 Wochen, zumindest unter Ruhebedingungen, wieder Normalwerte. Perfusionsdefekte sind szintigraphisch nach 3–6 Monaten meist nicht mehr nachweisbar, aber das hämodynamische Verhalten unter Belastung bleibt pathologisch. Auch das pulmonalkapilläre Blutvolumen ist nach 6 Monaten noch deutlich vermindert [62]. Die vollständige spontane Lyse größerer Thromben ist extrem selten, und auch eine Antikoagulation mit Heparin führt bei weniger als 10 % der Patienten zur kompletten Lyse [28]. Die alleinige Antikoagulation erreicht bei Patienten mit schwerer Lungenembolie die vollständige Lyse des pulmonalarteriellen Gerinnsels innerhalb von 4 Wochen nämlich nur in 25 % und nach 4 Monaten in maximal 50 % [54].

Spätestens der breite und erfolgreiche Einsatz thrombolytischer Substanzen beim akuten Myokardinfarkt bildete die Grundlage für eine aggressivere Indikationsstellung zur Thrombolyse auch bei akuter Lungenembolie [20]. Dabei beinhaltet die Rationale der Lysetherapie kurzfristige Ziele wie die Senkung der Frühmortalität, die Vermeidung eines Rezidivs sowie die rasche und vollständige Wiederherstellung der kardiopulmonalen Funktion als auch Langzeitziele wie Verhinderung der chronisch pulmonalen Hypertonie oder thrombembolischer Spätrezidive.

Der Nutzen der thrombolytischen Therapie bei Lungenembolie wurde seit den 70er Jahren in randomisierten Studien untersucht [47, 78].

In der UPET-Studie (Urokinase Pulmonary Embolism Trial) wurde eine schnellere Auflösung des Thrombembolus mit 24stündiger Urokinaseinfusion und anschließender Heparinisierung erreicht als mit Heparin allein, ein signifikanter Einfluß auf die Mortalität und die Rezidivrate der Lungenembolie konnte statistisch (n = 160) nicht nachgewiesen werden [21, 75].

In der USPET-Studie (Urokinase-Streptokinase Pulmonary Embolism Trial) wurde durch Thrombolyse (Urokinase 12 bzw. 24 h oder Streptokinase) das pulmonalkapilläre Blutvolumen gegenüber alleiniger Heparingabe kurzfristig (nach 2 Wochen) verbessert, dieser Effekt war auch noch nach 1 Jahr vorhanden. Eine Untergruppe, die über 7 Jahre verfolgt wurde, zeigte eine Wiederherstellung der normalen pulmonalen Gefäßreaktion bei Belastung und läßt vermuten, daß damit langfristig auch die Lebensqualität verbessert wurde [21, 76].

Studien von Tibbutt et al. [78] und später von Ly et al. [47] bestätigten die besseren angiographischen und hämodynamischen Ergebnisse nach 72 h unter Streptokinasetherapie gegenüber alleiniger Heparinisierung.

Die PAIMS-2-Studie (n = 36) verglich 100 mg rt-PA über 2 h mit alleiniger Heparingabe. Nach 2 h konnte angiographisch eine deutliche Thrombuslyse in der rt-PA-Gruppe, nicht jedoch in der Heparingruppe nachgewiesen werden. rt-PA senkte dabei den pulmonalarteriellen Mitteldruck von 30 auf 21 mm Hg, während Heparin zu einem Anstieg führte [12, 21]. Perfusionsszintigraphisch zeigte sich nach 7 bzw. 30 Tagen jedoch kein Unterschied mehr zwischen den beiden Behandlungsregimen.

Die European Cooperative Study Group verglich 100 mg rt-PA über 2 h mit einer 12stündigen gewichtsadaptierten Infusion von Urokinase (4400 IE/kg KG Bolus, gefolgt von 4400 IE/kg KG/h für 12 h). Nach 2 h sank der pulmonale Gefäßwiderstand um 36 % in der rt-PA-Gruppe, um 18 % in der UK-Gruppe; nach 6 h ließ sich hämodynamisch kein Unterschied mehr zwischen beiden Gruppen nachweisen [21, 50].

Die von Goldhaber initiierten Studien erbrachten folgende Ergebnisse [21]:

- Trial 1 (n = 47) zeigte, daß 50–90 mg rt-PA, über 2–6 h gegeben, angiographisch eine Thrombuslyse bei 94 % der Patienten bewirkt, nach einem Tag ergab sich eine 57%ige Perfusionssteigerung in der rt-PA-Gruppe.
- Trial 2 (n = 45) verglich randomisiert rt-PA (100 mg über 2 h) vs. Urokinase (4400 IE/kg KG als Bolus und 4400 IE/kg KG/h für 24 h). Nach 2 h wiesen 82 % der Patienten, die rt-PA erhielten, eine Thrombuslyse auf, während es in der Urokinasegruppe 48 % waren. Nach 24 h existierte szintigraphisch kein Unterschied mehr [19].
- In Trial 3 (n = 90) wurde rt-PA (100 mg über 2 h) gegen ein Hochdosisregime mit Urokinase (3 Mio. IE über 2 h, davon die ersten 1 Mio. IE als Bolus über 10 min) getestet. Beide Strategien waren vergleichbar effizient und sicher, die Nebenwirkungen in der Urokinasegruppe trotz begleitender antiallergischer Therapie (Kortikoide und Antihistaminika) deutlich ausgeprägter [18].
- Trial 4 (n = 101) diente dem Vergleich von rt-PA (100 mg über 2 h) vs. Heparin bei hämodynamisch stabilen Patienten mit Lungenembolie (systolischer Blutdruck 90 mm Hg). Unter rt-PA ergab sich dabei eine hochsignifikante Verbesserung der rechtsventrikulären Funktion (echokardiographisch in 39 % Verbesserung vs. 17 % bei Heparin bzw. sogar 17 % Verschlechterung unter Heparin)

und der pulmonalen Perfusion (15 % bei rt-PA und 2 % bei Heparin) nach 24 h. Während es bei keinem der Patienten unter Behandlung mit rt-PA zu einem Rezidiv kam, zeigten 5 Patienten der Heparingruppe Rezidive mit einer deutlichen rechtsventrikulären Hypokinesie [17].

Ob die tendenziell verminderte Frühmortalität durch Thrombolyse im Vergleich zur Heparinisierung auf die Restitution der Lungenstrombahn oder (wie bei alleiniger Antikoagulation nachgewiesen) auf die Reduktion der Lungenembolierezidive (durch gleichzeitige Lyse der vorhandenen Venenthrombose als potentielle Emboliequelle) zurückzuführen ist, bleibt unklar.

Bei Patienten mit Lungenembolie führte die initiale Thrombolyse (mit Urokinase) nach 7 Jahren noch zu einem signifikant niedrigeren Anstieg der pulmonalen Druckwerte und Gefäßwiderstände unter körperlicher Belastung verglichen mit reiner Heparinisierung [67].

Der kausale Therapieansatz in der Akutphase der Lungenembolie besteht unbestritten darin, durch Desobliteration des pulmonalen Stromgebietes das drohende Rechtsherzversagen abzuwenden. Dieses Ziel wird mit medikamentöser Thrombolyse nachweislich früher erreicht als mit alleiniger Antikoagulation, auch wenn nach spätestens 14 Tagen kein Unterschied mehr bezüglich der Offenheitsraten zwischen den beiden Behandlungsstrategien festzustellen ist [20, 39, 54].

Aufgrund der bisherigen Studienergebnisse ist durch Thrombolyse zumindest eine Senkung der Frühletalität zu erwarten, selbst diese konnte aber wegen zu geringer Fallzahlen sowie Einschluß überwiegend kreislaufstabiler, d. h. prognostisch günstiger Patienten bisher statistisch nicht ausreichend abgesichert werden. Andererseits scheint eine randomisierte Zuteilung zur Thrombolyse, die signifikant schneller zur hämodynamischen Entlastung und Reperfusion führt, im Rahmen einer klinischen Therapiestudie aus ärztlicher Sicht kaum vertretbar. Dafür spricht auch die Erfahrung, daß wegen klinischer Verschlechterung unter reiner Heparinbehandlung häufig eine Eskalation der Therapie – mit verspäteter Lyse – notwendig wird [39].

Für die langfristige Prognose der Patienten mit überlebter Lungenembolie sind überwiegend begleitende kardiorespiratorische Erkrankungen bestimmend. Die chronisch pulmonale Hypertonie entwickelt sich trotz teilweise jahrelang nachweisbarer Perfusionsdefekte nur selten, wenn Rezidive durch adäquate Antikoagulation vermieden werden. Obgleich die konsequente Antikoagulation zur Rezidivprophylaxe entscheidender Bestandteil der Langzeittherapie ist, scheinen Patienten, deren pulmonales Gefäßbett initial durch Thrombolyse wiedereröffnet wurde, auch langfristig eine objektiv bessere körperliche Belastbarkeit und damit vermutlich eine höhere Lebensqualität verzeichnen zu können.

Insgesamt muß der Thrombolyse trotz fehlender statistischer Absicherung hinsichtlich der klinisch relevanten Endpunkte wie Morbidität und Mortalität ein günstiger Effekt auf die Akutletalität bei Patienten mit Lungenembolie und instabilen Kreislaufverhältnissen mit sehr hoher Wahrscheinlichkeit unterstellt werden.

Bei Nutzung der Thrombolyse auf dem Boden bisheriger Studienergebnisse betrug die Gesamtmortalität von Patienten mit bestätigter Lungenembolie in der Notfallambulanz einer amerikanischen Gruppe 7 % innerhalb der ersten 48 h bei einer Lyserate von 35 % [36]. Eine andere Untersuchung bezifferte die Rate von

Tabelle 2. Durch klinische Studien belegte Vorteile der Thrombolysetherapie bei akuter Lungenembolie (+ nachgewiesener positiver Effekt, ? Effekt fraglich bzw. bisher nicht untersucht)

Klinische Endpunkte	Akuteffekt	Langzeiteffekt
Mortalität	?	?
Morbidität		?
Angiographische Rekanalisation	+	?
Chronische pulmonale Hypertonie		?
Hämodynamik im kleinen Kreislauf (in Ruhe)	+	
Hämodynamik im kleinen Kreislauf (bei Belastung)		+
Pulmonalkapilläres Volumen	+	+
Lungenembolierezidive	?	?

Rezidiven oder Todesfällen bei Patienten mit Lungenembolie und Heparintherapie innerhalb von 14 Tagen mit 10 %; dabei war die überwiegende Mehrzahl der Todesfälle auf Embolierezidive zurückzuführen. Innerhalb eines Jahres starben in der Gruppe mit alleiniger Antikoagulation 19 % der Patienten, die niedrigste Gesamtsterblichkeit betrug 9 % in der Gruppe der thrombolytischen Therapie [21]. Der Vorteil der Thrombolyse wird in dieser Untersuchung jedoch aufgrund der Patientenselektion (Lungenembolien hohen Schweregrades wurden meist ausgeschlossen) eher noch unterschätzt.

Obwohl durch bisherige Studien statistisch nicht ausreichend belegt (Tabelle 2), besteht weitestgehend Übereinkunft, daß die Lysetherapie bei massiver Lungenembolie mit Kreislaufinsuffizienz oder Versagen einer konventionellen Antikoagulation wegen schnellerer anatomischer und physiologischer Restitution indiziert ist [38, 42, 54]. Selbst unter den hämodynamisch stabilen Patienten mit hypokinetischem rechtsventrikulärem Myokard scheint die Thrombolyse ein drohendes Rechtsherzversagen abzuwenden [17]. Die vernünftige Frist zur Lyse von Lungenembolien scheint im Bereich der ersten 2 Wochen zu liegen [21, 60].

Vergleich thrombolytischer Substanzen

Zur Thrombolysetherapie bei Lungenembolie wurden in chronologischer Reihenfolge Streptokinase, Urokinase und rekombinanter Gewebsplasminogenaktivator zugelassen.

Streptokinase, ein nichthumanes Protein mit 48 000 Da, bildet mit Plasminogen in äquimolarem Verhältnis einen Plasminogenaktivatorkomplex, dessen Halbwertszeit mit ca. 20 min relativ lang ist. Ein wichtiges Charakteristikum ist die Auslösung einer Antigen-Antikörper-Reaktion, die nach wenigen Tagen bei erneuter Antigenexposition zu allgemeinen Unverträglichkeitsreaktionen führt. *Urokinase* ist ein mit 54 000 Da geringfügig größerer, natürlich vorkommender, direkter Plasminogenaktivator, der in normaler Dosierung nicht antigen wirkt und eine Halbwertszeit von ca. 15 min aufweist. Das Glykoprotein rt-PA ist mit 65 000 Da ein noch etwas größerer, natürlich vorkommender Plasminogenaktivator, der durch rekombinante DNA-Technik hergestellt wird und sich durch Thrombusspezifität, kurze Halbwertszeit (ca. 5 min), fehlende Antigenität sowie rasche Thrombolyse auszeichnet.

Als Fazit der randomisierten Studien zum Vergleich der verschiedenen Lysesubstanzen kann festgehalten werden, daß eine Überlegenheit einer bestimmten Substanz bisher nicht belegt werden konnte [17, 19, 65]. Im allgemeinen werden bei allen Pharmaka kurzzeitige Schemata den längerfristigen wegen schnellerer Verbesserung der Hämodynamik und geringeren Nebenwirkungen vorgezogen [18, 19, 21, 50]. Bei fulminanter LE ist rt-PA als Bolusgabe wahrscheinlich schneller wirksam als andere Substanzen. Untersuchungen an kleineren Patientengruppen zeigten, daß eine dosisreduzierte rt-PA-Lyse auch bei frisch operierten oder reanimierten Patienten ohne größere Blutungskomplikationen erfolgreich durchgeführt werden kann [25, 50]. Streptokinase soll bei allen Patienten vermieden werden, die diese bereits früher aus irgendeinem Grund erhalten haben, da mit dem Vorhandensein neutralisierender Antikörper gerechnet werden muß [36, 54].

Da etwa 1/3 aller Patienten mit primär überlebter massiver Lungenembolie innerhalb der folgenden 3 h stirbt, bedarf es zur Senkung dieser frühen Mortalität eines Lyseregimes, welches ohne Zeitverlust eine Restitution der Lungenstrombahn und damit eine Rechtsherzentlastung bewirkt. Die Langzeitlysen über 12–24 h weisen hohe Blutungsrisiken und verzögerte Reperfusionserfolge auf, so daß sie zur Embolektomie oder alleiniger Heparinisierung keine überzeugenden Alternativen darstellen. Kurzlysen über 2 h, vornehmlich hochdosiert mit Urokinase oder rt-PA, erbrachten schnellere Erfolge, die allerdings bei Urokinase mit Nebenwirkungen erkauft wurden, die immerhin in ca. 20 % der Fälle zum Abbruch der Therapie führten. Die Forderung, aufgrund sofortiger lytischer Effekte, fehlender allergischer Reaktionen, geringer Therapiedauer, guter Steuerbarkeit bei kurzer Halbwertszeit und hoher Praktikabilität ohne Gerinnungsmonitoring, vorzugsweise Kurzzeitlyseprotokolle mit 100 mg rt-PA über 2 h anzuwenden [62], ist gut nachvollziehbar. Bei unserem eigenen Patientenklientel setzen wir aus parallelen Überlegungen und guten praktischen Erfahrungen bereits seit mehreren Jahren rt-PA ein.

Nach den neuesten Empfehlungen der AHA ist die Thrombolyse bei Lungenembolie dann indiziert, wenn eine massive Lungenembolie mit Synkope, Hypotension, schwerer Hypoxie oder Herzversagen bzw. eine frische (~1 Woche alte) submassive Lungenembolie mit Rezidiven, zugrundeliegender kardiopulmonaler Erkrankung oder Thrombophilie vorliegt [28, 62].

Bolusregime

Zwei Studien (Bolus Alteplase Pulmonary Embolism = BAPE und eine französische Studie von Sors) zeigten, daß die Bolusgabe von Alteplase (rt-PA, n = 96) in reduzierter Dosis gegenüber der Applikation von 100 mg über 2 h (n = 44) bei gleicher Wirksamkeit entgegen der Vermutung keine geringere Blutungsrate aufweist [16, 69]. Dabei wurden bei hämodynamisch stabilen Patienten mit Lungenembolie 0,6 mg/kg KG (maximal 50 mg) rt-PA über 15 min gegen 100 mg rt-PA über 2 h getestet. Die tendenziell erhöhte Mortalität in der Bolusgruppe hätte zur statistischen Absicherung insgesamt 800 Patienten bedurft. Die Wiedereröffnungsrate von 10–15 % war in beiden Gruppen gleich hoch, und es konnte nach klinischen, hämodynamischen und bildgebenden Kriterien kein Unterschied zwischen Kurzzeit- und Boluslyse festgestellt werden. Das hochdosierte Kurzzeitlyseregime scheint im nicht signifikanten Trend besser wirksam zu sein und eine geringere Mortalität aufzuweisen. Andere vorläufige Erfahrungen mit Bolusgaben von Thrombolytika waren zwar vielversprechender, aber die insgesamt diskrepanten Ergebnisse bieten vorerst keine ausreichende Grundlage zur Empfehlung der Boluslyse [62, 69].

Jedenfalls führt die prolongierte, mittelhoch dosierte Lyse mit rt-PA (0,5 mg/kg KG mit begleitender Heparinisierung) nach eigenen Erfahrungen nur bei 1/3 der Patienten zur Restitutio ad integrum und bei der Hälfte der Behandelten mit submassiven Lungenembolien wegen Blutungskomplikationen zum vorzeitigen Therapieabbruch [26].

Lokale vs. systemische Applikation

Einem kurzen Bericht folgend, der über 3 Patienten mit massiver Lungenembolie und Behandlung mit rt-PA über einen zentralen Venenkatheter mit rascher Verbesserung der Pulmonalisdrücke und einer deutlichen Reduktion von Brustschmerz und Luftnot berichtete, wurde die intrapulmonale und intravenöse Gabe von rt-PA bei 34 Patienten mit akuter massiver Lungenembolie verglichen [80]. Dem Ergebnis nach spielt es offensichtlich keine Rolle, ob rt-Pa mittels Pulmonaliskatheter lokal oder über eine periphere Vene appliziert wird [52, 79].

Entscheidet man sich aufgrund der positiven Erfahrungen im Rahmen der Katheterfragmentationen oder der theoretischen Vorteile des schnelleren und höher konzentrierten Anflutens der Substanz im Bereich der embolisch verlegten Lungenstrombahn dennoch für die pulmonalarterielle oder intraatriale Applikation des Thrombolytikums, so sollte der verwendete Katheter weich und flexibel sein und über eine gut komprimierbare Vene eingeführt werden [39]. Ein Nachteil ist, daß das Fibrinolytikum nur die via Katheter perfundierten Anteile der Lunge erreicht (Abb. 1).

Komplikationen

Die wichtigste und praktisch bedeutsamste Komplikation der Antikoagulation und besonders der thrombolytischen Therapie ist die schwere Blutung, deren Inzidenz bei Lyse zwischen 3 und 28 % je nach Definition und Beaobachtungszeitraum stark variiert und tendenziell bei Bolusregimen niedriger ausfällt [21, 39, 83]. Die effizienteste Maßnahme zur Vermeidung dieser Nebenwirkung stellt sicherlich die Beachtung der Kontraindikationen dar.

Ist die INR bei Blutungen unter Marcumar im therapeutischen Bereich, so muß nach einer Blutungsquelle (meist im gastrointestinalen oder urogenitalen Bereich) gesucht werden, während bei verlängerter INR die Fahndung nach einer Blutungsquelle meist nicht notwendig ist. Kurzzeitige Unterbrechungen der Antikoagulation wegen Blutung sind nicht problematisch, da das Risiko einer Thrombembolie nur < 0,1 % beträgt, wenn über 2–3 Tage nicht antikoaguliert wird [28].

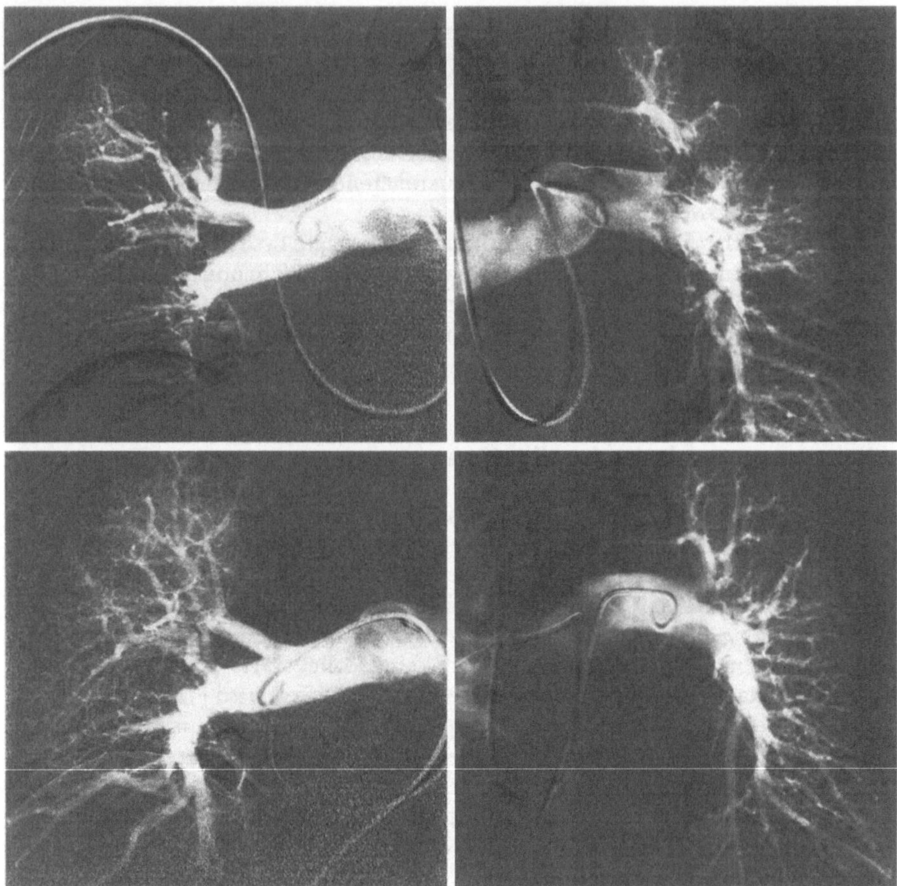

Abb. 1. Pulmonalisangiographie in DSA-Technik bei einem Patienten mit massiver Lungenembolie und beginnender Schocksymptomatik, vor (*oberes Bildpaar*) und nach Thrombolyse (*unteres Bildpaar*) mit rt-PA

Am häufigsten kommt es zu Blutungen aus Gefäßpunktionsstellen, die überwiegend jedoch ohne klinische Bedeutung bleiben, meist sind größere Blutungen mit der Katheterisierung größerer Gefäße im Rahmen der Angiographie assoziiert. Intrakranielle Blutungen sind mit 0,2–1 % zwar relativ selten [21, 39], weisen aber unter Fibrinolyse eine besonders schlechte Prognose auf, da sie in der Hälfte der Fälle tödlich enden und die übrigen Patienten oft mit schweren bleibenden Schäden überleben [21]. Als besondere Risikofaktoren können Alter über 75 Jahre, Demenz, antikoagulatorische Vorbehandlung, frühere transitorisch-ischämische Attacken und Apoplexe (bis zu 10 % Hirnblutungen!) aufgeführt werden. Selbstverständlich sind bei Verdacht auf intrazerebrale Blutung (sie treten meist innerhalb von 3–30 h nach Lysebeginn auf) Lyse- und Heparintherapie zu unterbrechen und neurologische wie neurochirurgische Konsilarien hinzuzuziehen. Kritisch ist anzumerken, daß tödliche zerebrale Blutungen Einzelfälle sind und einer kritischen Betrachtung bedürfen; so führt der eine Patient (mit langjährigem Diabetes mellitus und arterieller Hypertonie) bei insgesamt 230 Behandelten (im Rahmen von 9 Studien mit dem Lyseregime 100 mg rt-PA über 2 h) zu einer Inzidenz von 0,4 %. Manche Fälle beruhen auch auf irrtümlicher Lyseindikation (wie übersehenes Schädel-Hirn-Trauma innerhalb der letzten Wochen) oder betreffen nicht näher definierte Patienten [62]. Es gilt nicht, die reelle Gefahr einer tödlichen oder morbidisierenden Hirnblutung zu ignorieren, sondern eine übertriebene Angst vor dieser Komplikation und damit das Vorenthalten einer möglicherweise lebenserhaltenden Behandlung zu vermeiden.

Ältere Patienten (> 70 Jahre) erreichen durch Lyse bei Lungenembolie ähnliche Nutzeffekte wie jüngere Patienten, weisen aber bei Streptokinaselyse eine höhere Inzidenz für schwere Blutungskomplikationen auf. Zu Retroperitonealblutungen (mit schlechter Prognose, da oft anhaltend, massiv und schlecht zu diagnostizieren) kommt es v. a. bei traumatischer Punktionstechnik der Femoralvene oberhalb des Lig. inguinale [21].

Gerade in der 14tägigen postoperativen Phase, die üblicherweise als Kontraindikation für Lysebehandlungen gilt, kommen thrombembolische Ereignisse wie Lungenembolien gehäuft vor. Bei frisch operierten Patienten kann eine meist nur temporär auftretende Blutung in der Regel durch zeitliche Limitierung der Lyse sowie durch Transfusionen ausgeglichen werden, eine operative Revision ist selten erforderlich. Auch bei intraoperativ oder intrapartal eingetretener massiver Lungenembolie, die trotz hoher Katecholamindosen mit kardiogenem Schock einhergeht, ist eine Lyse indiziert [40]. Selbst bei 9 Patienten mit neurochirurgischen Eingriffen (Kraniotomie, Laminektomie) innerhalb der letzten 7–34 Tage wurde von erfolgreichen Lysetherpien ohne zerebrale Blutungskomplikation berichtet [66]. Eine Lyse scheint deshalb auch bei diesem Patientengut nicht absolut kontraindiziert, wenn allein hierdurch ein letaler Ausgang vermieden werden kann [40]. Bei 10 Patienten mit massiver Lungenembolie innerhalb der ersten 4 postoperativen Tage kam es unter 0,5 mg rt-PA/kg KG über maximal 2 h in nur einem Fall zur Blutung in das Operationsgebiet [53].

Allergische Reaktionen (wie bei Strepto- oder hochdosierter Urokinase) können insbesondere bei ohnehin bestehender Kreislaufinstabilität therapeutisch problematisch werden, denn ein Blutdruckabfall kann durch ein Lungenembolierezidiv (mit der Konsequenz der weiteren Lyse) oder aber eine allergische Reaktion (mit der Notwendigkeit des Abbruchs der Lyse) verursacht werden. Aus dieser Sicht ergeben sich für die rt-PA-Lyse mit fehlenden allergischen Nebenwirkungen Anwendungsvorteile [62].

In einer Studie an reanimierten Patienten mit massiver Lungenembolie wurde gezeigt, daß selbst bei langandauernder traumatischer Reanimation (durchschnittliche Reanimationsdauer 76 min mit Nachweis von Rippenserienfrakturen in 59 % der Fälle) die Fibrinolyse in der überwiegenden Mehrzahl ohne größere Blutungskomplikationen durchgeführt werden konnte. Hauptsächlich die Infusionsdauer bestimmte das Blutungsrisiko nach Reanimation, daher wird empfohlen, nach erfolgreicher mechanischer Reanimation bei einer Lungenembolie auf eine fortgesetzte Lyse evtl. vorhandener tiefer Beinvenenthrombosen zu verzichten [65]. Gerade eine rasch einsetzende kausale Therapie (Thrombolyse) scheint während einer Reanimation von entscheidender prognostischer Bedeutung zu sein

[30]. Auch in eigenen Untersuchungen wurde gezeigt, daß selbst protrahierte mechanische Reanimationen (in unserem Patientengut war dies in über 80 % der Fälle bei massiver und fulminanter Lungenembolie erforderlich) die Lysebehandlung in dieser vital bedrohlichen Situation nicht gefährlicher machen [25].

Zusammenfassend relativieren sich bei einer massiven Lungenembolie im Stadium III und IV sonst bestehende Kontraindikationen, und es scheint eine sog. Risikolyse (evtl. mit reduzierter Dosis) vertretbar. Insbesondere häufig in der Praxis auftretende Konstellationen wie Menstruationsblutung, Vorliegen einer malignen Grunderkrankung, erforderliche Reanimationsmaßnahmen (auch langandauernd und traumatisch), Hämoptysen, Thromben im rechten Herzen (im Gegensatz zu Thromben im linken Ventrikel sind bei Embolisation kaum irreversible Parenchyminfarkte, wie z. B. bei zerebraler Embolie, zu erwarten), nichthämorrhagische ischämische Insulte, arterielle Fehlpunktionen und letztendlich auch Gravidität stellen keine absolute Kontraindikationen gegen eine Thrombolyse bei massiver Lungenembolie mit vital bedrohlicher Kreislaufinsuffizienz dar [21, 28, 36, 62].

Während die Indikation zugunsten der Thrombolyse bei massiven und fulminanten Formen der Lungenembolie großzügig gestellt werden kann, sollte die Entscheidung zur Lysetherapie bei submassiven Lungenembolien von einem erfahrenen Ärzteteam gefällt werden. In vielen Fällen kann hier eine Verlegung der Patienten in ein entsprechendes Zentrum erfolgen, um dort auch unter besseren logistischen Voraussetzungen und verfügbaren Therapieoptionen (Katheterembolektomie oder -fragmentation, Nachbarschaft zu thoraxchirurgischer Einrichtung) eine für den individuellen Einzelfall optimale Entscheidung zu treffen.

Allgemein akzeptierte Kontraindikationen stellen dar: aktuelle interne Blutungen (wie frisch blutendes Ulcus ventriculi), hämorrhagische Diathesen (Grenzwerte unklar), (Verdacht auf) disseziierendes Aortenaneurysma und bestimmte intrakranielle Prozesse (wie Operationsläsion, Schädel-Hirn-Trauma innerhalb der letzten 4 Wochen, hämorrhagischer Insult und bekannte zerebrale Neoplasien/Metastasen), Operationen an Niere/Leber/Prostata/Blase oder im HNO-Bereich in den letzten 5 Tagen, 4wöchige postoperative Phase, falls auftretende Blutungen im Operationsgebiet nicht beherrscht werden könnten (Tumorteilresektionen, Retroperitoneum).

Gelingt es nicht, den rechten Ventrikel schnell zu entlasten, sterben 50–60 % der Patienten mit mindestens 50%iger akuter Verlegung der Lungenstrombahn innerhalb der ersten Stunden nach Symptombeginn. Die Patienten, die vermutlich am meisten von der Lysetherapie profitieren, wurden bisher nicht in einer größeren Studie beurteilt.

Alternative Behandlungsoptionen

Die größte Kritik am thrombolytischen Therapiekonzept ist, daß es (obwohl effektiv in der Lyse des Embolus) bei einem Großteil der Patienten kontraindiziert und mit einem erhöhten Blutungsrisiko assoziiert ist sowie daß bisher kein positiver Einfluß auf die Mortalität nachgewiesen werden konnte [22]. Da es alternativ Therapieoptionen wie V.-cava-Schirme, operative bzw. interventionelle Embolektomie oder Katheterfragmentation gibt und jedes Konzept spezifische Indikationen besitzt, muß im individuellen Einzelfall das optimale Vorgehen selektioniert werden.

V.-cava-Schirme

Die Implantation eines V.-cava-Filters soll durch Verhinderung der Embolisation eines Thrombus im venösen System der V. cava eine Prophylaxemaßnahme für Lungenembolierezidive darstellen. Die Erfahrungen in den vergangenen Jahren hat gezeigt, daß diese Erwartung durch zahlreiche Probleme nicht erfüllt wurde. So kommt es im Laufe von 6 Jahren in 30–70 % zu Schirmbrüchen, Thrombosen, kompletten Verschlüssen und Embolisierungen vom Filter ausgehend; die Rezidivquote für Lungenembolien beträgt 12 %, Perforationen in Nachbarorgane kommen in bis zu 86 % der Fälle [28, 64, 82, 83] vor.

V.-cava-Schirmsysteme sind eine Möglichkeit zur Lungenembolieprophylaxe bei Patienten, die nicht antikoaguliert werden können, die auf eine Antikoagulation nicht ansprechen oder die trotz ausreichender Antikoagulation in hohem Maße durch Rezidive von Lungenembolien gefährdet sind. Insgesamt ist die Indikation auf ausgewählte Einzelfälle beschränkt und stellt wohl eher ein Ultima-ratio-Vorgehen bei konservativ nicht beherrschbaren, hämodynamisch relevanten rezidivierenden Lungenembolien und fehlender Embolektomieoption dar [83]. Allerdings wird gerade wegen drohender Filterthrombosen die Antikoagulation (, die ja gerade vermieden werden sollte,) notwendig. Da es keine eindeutige Überlegenheit eines bestimmten Filterdesigns gibt, muß die Wahl des Filters von der Erfahrung des Anwenders, der Anatomie des Patienten und individuellen klinischen Umständen abhängig gemacht werden [82]. Neuere Entwicklungen wie perkutan implantierbare Greenfield-Filter oder V.-cava-Verschlüsse mittels Ballonkatheter müssen erst durch klinische Studien evaluiert werden [28].

Katheterembolektomie und -fragmentation

Die Katheterembolektomie wurde als therapeutische Alternative zur technisch und personell aufwendigeren operativen Embolektomie entwickelt [22]. Die erfolgreiche Extraktion von Emboli gelang nach bisherigen Erfahrungen in durchschnittlich 91 % (in absteigender Reihenfolge bei schweren, massiven und chronisch rezidivierenden Lungenembolien) mit einer Gesamtmortalität von 22 % [22, 28].

Die Katheterfragmentation versucht, durch mechanische Zerkleinerung der Thromben die Lungenstrombahn zu rekanalisieren. Hier kann auch unter Reanimationsbedingungen (Voraussetzung C-Bogen am Bett) der Katheter in den Thrombus vorgeführt und bewegt werden, eine ergänzende lokale Lyse ist möglich. Nach ersten Erfahrungen sind 90 % der Rekanalisationsversuche erfolgreich, 75 % der Patienten überlebten (meist unter Reanimationsbedingungen von 32–207 min Dauer), und schwere Blutungskomplikationen traten in 17 % auf [31].

Perkutane Katheterverfahren sind vielversprechende Alternativen zur operativen Embolektomie, waren bisher allerdings auf kleine Anwendungszahlen beschränkt, erfordern entsprechende Voraussetzungen und sind im Vergleich zu alternativen Therapien nicht vergleichend untersucht worden. Bisher stoßen alle Devices noch auf technische Probleme.

Operative Embolektomie

Im direkten Vergleich scheinen nach eigenen Untersuchungen Patienten mit massiver Lungenembolie, die mit operativer pulmonaler Embolektomie behandelt werden, gegenüber denen, die eine Thrombolyse (20 mg rt-PA-Bolus gefolgt von 100 mg Infusion über 2 h und simultaner Heparinisierung) erhalten, eine geringere Mortalität, ein vermindertes Blutungsrisiko und eine niedrigere Rezidivrate pulmonaler Embolien aufzuweisen [25]. Kritisch ist anzumerken, daß bei dieser Studie durch die Entscheidungsfreiheit der Chirurgen eine gewisse Patientenselektion möglich war, die Entlassungsrate nach Hause identisch war und die chirurgische Embolektomie nur an wenigen spezialisierten Zentren (dort auch nicht rund um die Uhr) verfügbar ist.

Während die klassische Trendelenburg-Operation heute aufgrund ihrer hohen Letalität (80 %) als obsolet einzustufen ist, weist die Embolektomie mit extrakorporalem Kreislauf eine Sterblichkeit von 20–50 % im Stadium III bzw. IV der Lungenembolie auf [9, 24, 41, 49, 63, 72]. Dabei betrug die Letalität für Patienten, die keine Herzdruckmassage benötigten, 33 %, bei Reanimierten mit Katecholaminbedarf zur Aufrechterhaltung eines Minimalkreislaufs 66 % und bei Patienten, die unter laufender Reanimation an die Herz-Lungen-Maschine angeschlossen wurden, 46 %. Die häufigsten Todesursachen waren in absteigender Reihenfolge Rechtsherzversagen, zerebrale und septische Komplikationen [41]. Als primäre Indikationen werden Versagen oder unzureichender Erfolg der Lyse, Stadium IV der Lungenembolie und Thromben im rechten Vorhof bzw. Ventrikel betrachtet [13]. Die hohe Rate an akuten postoperativen Rezidiven trotz ausreichender Antikoagulation wird auf die De-Endothelialisierung venöser Oberflächen mit nachfolgender Thrombogenität zurückgeführt und begrenzt den mittelfristigen Nutzeffekt dieses Therapieansatzes [28].

Kritiker der primären operativen Embolektomie proklamieren, daß zu wenige Patienten lang genug überleben, um die geplante Prozedur durchführen zu können, und diese vermutlich auch überleben würden, wenn sie intensive konventionelle Therapie erhalten hätten [36]. Basierend auf den bisherigen Daten, scheinen vornehmlich die Patienten von einer chirurgischen Embolektomie zu profitieren, bei denen die Antikoagulation/Lyse absolut kontraindiziert ist, bei denen die thrombolytische Therapie bezüglich einer hämodynamischen Stabilisierung ineffektiv war oder die einen Kreislaufstillstand erlitten haben [36, 41]. Bei chronisch rezidivierenden thrombembolischen Prozessen mit schwerer pulmonaler Hypertonie, die chirurgisch zugänglich sind, ist aufgrund der sehr hohen spontanen Mortalität die operative pulmonale Thrombendarteriektomie mit einer 10- bis 20%igen Letalität bei ausreichendem Schweregrad der Erkrankung die Behandlung der Wahl [11, 31]. Da eine erfolglose Thrombolyse den chirurgischen Eingriff nicht ausschließt, sollten nur Patienten mit absoluter Kontraindikation gegen eine Lyse primär und die übrigen erst nach Versagen einer aggressiven medikamentösen Therapie embolektomiert werden [28, 26, 37].

Problemfälle

Parallele Heparinisierung

Bei klinisch ausreichendem Verdacht auf Lungenembolie sollte nach der Blutentnahme die Heparinisierung einsetzen sowie die weitere apparative Diagnosesicherung, Einstufung des Schweregrades und Evaluierung von Kontraindikationen im Hinblick auf eine evtl. gegebene Lyseindikation erfolgen. Nach Entscheidung für ein bestimmtes Lyseregime (vorzugsweise rt-PA 70–100 mg über 2 h i.v. oder Urokinase 4400 IE/kg KG als Bolus gefolgt von 4400 IE/kg KG/h über 12 h i.v.) wird zusätzlich Heparin infundiert, wenn das Intervall zwischen Heparinbolus und Lysebeginn mehr als 3 h bzw. die aPTT weniger als den 1,5fachen Ausgangswert aufweist. Bei einer sog. Risikolyse (z. B. postoperative Patienten) wird empfohlen, neben einer Dosisreduktion (maximal 50 mg rt-PA über 2 h i.v.) engmaschige Blutbildkontrollen (alle 2 h) durchzuführen, Erythrozytenkonzentrate bereitzustellen und auf parallele Heparingabe während der Lyse zu verzichten. Bei Reanimationspflichtigkeit empfehlen manche Autoren die Bolusgabe von 50 mg rt-PA über den Pulmonaliskatheter in den Truncus pulmonalis [62]; eigene Erfahrungen belegen, daß eine systemische Gabe von rt-PA mit 20 mg Bolus und 100 mg/2 h i.v. bei reanimierten Patienten keine höhere Blutungsrate aufweist [25].

Der optimale Zeitpunkt für die Hepariniserung bei geplanter Lyse ist bisher nicht systematisch untersucht, meist wurde Heparin erst nach Lyseabschluß eingesetzt. Andererseits ist die Mehrzahl der Patienten häufig zum Zeitpunkt des Lysebeginns bereits heparinisiert, und entsprechende Studienergebnisse bei Myokardinfarkt lassen eine parallele Heparinisierung zur Lyse ebenfalls als günstig erscheinen. Bei den kurzdauernden hochdosierten Regimes dürfte eine an die Lyse anschließende Heparingabe ohne wesentlich Nachteile bleiben. Wird während einer längerfristigen Lyse durch die Fibrin- bzw. Fibrinogenspaltprodukte keine aPTT von 1,5- bis 2fach erreicht, so ist in jedem Fall eine zusätzlich Heparingabe auch während der Lyse erforderlich [62]. Die Schleuse wird mindestens bis 2 h nach Beendigung der Lyse bzw. zum nächsten Tag belassen und die Heparininfusion für einige Stunden unterbrochen, dann die Schleuse gezogen und Heparin in vorheriger Erhaltungsdosis (ohne erneuten Bolus) gegeben, sobald die Blutung an der Punktionsstelle steht.

Bei lebensbedrohlichen Blutungen wird die Lyse abgebrochen und Aprotinin 500 000 KIE über 10 min, dann 100 000 KIE/h i.v., ggf. bei Streptokinase Frischplasma und Kryopräzipitat, verabreicht.

Die Thrombolyse einer tiefen Beinvenenthrombose mit dem Ziel, die Rezidivrate von Lungenembolien gegenüber alleiniger Heparinisierung zu senken und eine chronisch venöse Insuffizienz zu verhindern, ist in folgenden Fällen indiziert:

- 3-Etagen-Venenthrombose bei jüngeren Patienten,
- hämodynamisch stabile Lungenembolie im Stadium II oder II–III,
- Alter der Thrombose von unter 10 Tagen.

Eine protrahierte Lyse der Beinvenenthrombose sollte bei Patienten über 60 Jahren oder hämodynamischer Instabilität (Lungenembolie Stadium III und IV) nicht erfolgen. Die Kontraindikationen gegen eine Lyse sollten in diesem Fall weit gefaßt werden und genau beachtet werden [83].

Bei 6 % aller Autopsien finden sich Thromben in den rechtsseitigen Herzhöhlen, 80 % dieser Patienten haben auch eine Lungenembolie [8, 18 39]. Echokardiographisch können transthorakal in 6 % und transösophageal in 14 % Thromben im rechten Vorhof oder Ventrikel nachgewiesen werden. Zwei Multicenterstudien belegten, daß die Therapie mit Lyse oder Embolektomie eine geringere Letalität aufweist als die alleinige Heparinisierung [13].

Bei verdächtiger Klinik ist ein Thrombophiliesuchprogramm mit Bestimmung von AT III, Protein C, Protein S und aktivierter Protein-C-Resistenz notwendig. Die therapeutische Konsequenz liegt in der lebenslangen Antikoagulation der Patienten mit nachgewiesener Thrombophilie und stattgehabten thrombembolischen Ereignissen [28].

Frisch Operierte

Bei intra- oder frisch postoperativen Patienten mit fulminanter Lungenembolie sollte ein dosisreduziertes rt-PA-Lyseregime mit 0,5 mg rt-PA/kg KG über maximal 2 h zur Anwendung kommen [10, 40, 53]. Erscheint eine operative Embolektomie wegen unzureichender Wirksamkeit der medikamentösen Therapie dringlich indiziert, stellt die primäre Thrombolysetherapie per se keine Kontraindikation dar, da der Lyseabbruch und die Antagonisierung (z. B. mit Aprotinin 1 Mio. KIE über 10 min i.v. gefolgt von 1 Mio. KIE über 1 h) eine nachfolgende Operation ermöglicht [25].

Thrombektomie

Chronisch thrombembolische pulmonale Hypertonie ist eine seltene Erkrankung, die nur in 0,01 % der Patienten mit akuter Lungenembolie vorkommt [57]. Obwohl der Nutzen der Antikoagulation bei Patienten mit pulmonaler Hypertonie belegt ist, bleibt die Fünfjahresüberlebensrate mit 30 % schlecht, sobald der pulmonalarterielle Mitteldruck 40 mm Hg überschreitet [57]. In diesen Fällen bieten die operative pulmonale Thrombembolektomie bzw. die Lungentransplantation die einzigen kurativen Ansätze. Leider kommen teilweise nur 15 % der Patienten für diese Optionen in Frage, da bei den übrigen die Thromben zu distal lokalisiert oder die Patienten nicht operationsfähig sind. Die Herz-Lungen-Transplantation mit einer Überlebensrate von 70 % nach 1 Jahr und 40 % nach 4 Jahren ist sicher nur in Ausnahmefällen mit sehr schweren, hämodynamisch kompromittierenden Formen indiziert [57].

Relativierung von Kontraindikationen

Bei vitaler Bedrohung und hinreichendem Verdacht muß auch ohne aufwendigere Diagnosesicherung eine Lysetherapie bei massiven und fulminanten Lungenembolien mit instabilen Kreislaufverhältnissen eingeleitet werden. Kontraindikationen gegen eine Lyse sind auf der Basis von individueller Nutzen-Risiko-Abwägung und im Hinblick auf die Verfügbarkeit alternativer Therapieoptionen zu berücksichtigen, es sollte wann immer möglich ein in operativer Embolektomie erfahrener Thoraxchirurg konsiliarisch zugezogen werden. Zunehmmend setzt sich die Ansicht durch, daß bei Kreislaufinstabilität und Fehlen absoluter Kontraindikationen ein medikamentöser Lyseversuch gerechtfertigt erscheint, da in den meisten Fällen ein nachfolgend notwendiger Embolektomieversuch (interventionell oder chirurgisch) nicht ausgeschlossen ist und nicht einmal zwangsläufig verzögert wird [51].

Katheterfragmentation
Bei zentraler Lungenembolie ist eine Fragmentierung des Embolus mit einem mandrinverstärkten Katheter und anschließender lokaler medikamentöser Lyse ein erfolgversprechender Ansatz [31]. Allerdings muß kritisch angemerkt werden, daß bei zahlreichen Patienten mit fulminanter Lungenembolie die Katheterfragmentation durch extrathorakale Herzdruckmassage im Rahmen mechanischer Reanimationen und damit durch extrathorakale Fragmentation unterstützt wurde; außerdem stellt das Katheterverfahren einen deutlich höheren technischen Aufwand dar [25].

Zusammenfassung

Der Wert der Lyse ist quoad vitam zwar statistisch bisher nicht belegt, aber aufgrund der umfangreichen und guten Erfahrungen mit hochdosierten Kurzzeitlysen und der positiven Beeinflussung der akuten Rechtsherzbelastung ist eine liberalere Indikationsstellung klar zu befürworten. Submassive Lungenembolien mit stabilem Kreislauf stellen derzeit nur dann eine Indikation zur Lyse dar, wenn gleichzeitig kardiopulmonale Begleiterkrankungen, eine Thrombophilie, eine ausgeprägte (per se lysepflichtige) tiefe Bein- bzw. Beckenvenenthrombose oder bereits Rezidive vorliegen.

Literatur

1. Agnelli G (1995) Anticoagulation in the prevention and treatment of pulmonary embolism. Chest 107: 39S–44S
2. Albada J, Nieuwenhuis HK, Sixma JJ (1989) Treatment of acute venous thrombembolism with low molecular weight heparin (Fragmin): results of a double blind randomized study. Circulation 80: 935–940
3. Alpert JS, Smith R, Carlson J, Ockene IS, Dexter L, Dalen JE (1976) Mortality in patients treated for pulmonary embolism. J Am Med Assoc 236: 1477–1480
4. Anderson FA, Wheeler WB, Goldberg RJ (1992) The prevalence of risk factors for venous thromboembolism among hospital patients. Arch Intern Med 152: 1660–1664
5. Barritt DW, Jordan SC (1960) Anticoagulant drugs in the treatment of pulmonary embolism. A controlled trial. Lancet i: 1309–1312
6. Bell WR, Simor TL (1982) Current status of pulmonary thromboembolic disease: Pathophysiology, diagnosis, prevention and treatment. Am Heart J 103: 239–262
7. Carson JL, Kelly MA, Duff A et al. (1992) The clinical course of pulmonary embolism. N Engl J Med 326: 1240–1245
8. Chakko S, Richards F (1987) Right sided cardiac thrombi and pulmonary embolism. Am J Cardiol 59: 195–196
9. Clarke DB, Abrahms LD (1986) Pulmonary embolectomy. A 25 year experience. J Thorac Cardiovasc Surg 92: 442–445
10. Cruickshank MK, Levine MN, Hirsh J, Roberts R, Siquenza M (1991) A standard heparin nomogram for the management of heparin therapy. Arch Intern Med 151: 333–337
11. Daily PO, Dembitsky WP, Iversen S et al. (1990) Risk factors for pulmonary thrombendarterectomy. J Thorac Cardiovasc Surg 99: 670–678

12. Dalla-Volta S, Palla A, Santolicandro A et al. (1992) PAIMS II: Alteplase combined with heparin versus heparin in the treatment of acute pulmonary embolism. Plasminogen activator Italian multicenter study 2. J Am Coll Cardiol 20: 520–526
13. Farfel Z, Schechter M, Vered Z, Rath S, Goor D, Gafni J (1987) Review of echocardiographically diagnosed right heart entrapment of pulmonary emboli-in-transit with emphasis on management. Am Heart J 113: 171–178
14. Gallus AS, Jackman J, Tillett J et al. (1986) Safety and efficacy of warfarin started early after submassive venous thrombosis or pulmonary embolism. Lancet ii: 1293–1296
15. Giuntini C, Di Ricco G, Marini C, Melillo E, Palla A (1995) Epidemiology. Chest 107: 3S-9S
16. Goldhaber SZ, Feldstein ML, Sors H (1994) Two trials of reduced bolus alteplase in the treatment of pulmonary embolism. An overview. Chest 106: 725–726
17. Goldhaber SZ, Haire WH, Feldstein ML et al. (1993) Alteplase versus heparin in acute pulmonary embolism. Randomized trial assessing right-ventricular function and pulmonary perfusion. Lancet 341: 507–511
18. Goldhaber SZ, Kesler CM, Heit JA et al. (1992) Recombinant tissue-type plasminogen activator versus a novel dosing regime of urokinase in acute pulmonary embolism. A randomized controlled multicenter trial. J Am Coll Cardiol 20: 24–30
19. Goldhaber SZ, Kessler CM, Heit JA et al. (1988) A randomized controlled trial of recombinant tissue-type plasminogen activator versus urokinase in the treatment of acute pulmonary embolism. Lancet ii: 293–298
20. Goldhaber SZ (1991) Thrombolysis for pulmonary embolism. Progr Cardiovasc Dis 34: 113–134
21. Goldhaber SZ (1995) Contemporary pulmonary embolism thrombolysis. Chest 107: 45S-51S
22. Greenfield LJ, Proctor MC (1996) Role of catheter-embolectomy in treating pulmonary embolism. Sem Resp Crit Care Med 17: 95–99
23. Greinacher A, Alban S (1996) Heparinoide als eine Alternative für die parenterale Antikoagulation bei Patienten mit Heparin-induzierter Thrombozytopenie. Hämostaseologie 16: 41–49
24. Grosser KD (1988) Akute Lungenembolie. Behandlung nach Schweregraden. Dtsch Ärztebl 85: B-587-B-594
25. Gulba DC, Schmid C, Borst HG, Lichtlen P, Dietz R, Luft FC (1994) Medical compared with surgical treatment for massive pulmonary embolism. Lancet 343: 576–577
26. Gulba DC (1993) Thrombolysetherapie der Lungenembolie - eine therapeutische Alternative? Z Kardiol 82 (Suppl): 29–34
27. Henschke CI, Yankelevitz DF, Mateescu I, Whalen JP (1994) Evaluation of competing tests for the diagnosis of pulmonary embolism and deep vein thrombosis. Part I. Clin Imaging 18: 241–247
28. Hirsh J, Hoak J (1996) Management of deep vein thrombosis and pulmonary embolism: A statement for healthcare professionals. From the Council on Thrombosis, American Heart Association. Circulation 93: 2212–2245
29. Hofmann T, Meinertz T, Kasper W, Geibel A, Just H (1992) Echokardiographie in der Diagnostik der Lungenembolie. Dtsch Med Wochenschr 117: 21–26
30. Hopf HB, Floßdorf T, Breulmann M (1992) Rekombinanter Gewebeplasminogenaktivator (rt-PA) zur Thrombolyse lebensbedrohlicher Lungenembolien in der perioperativen Phase. Intensivmedizin 29: 281–287
31. Horstkotte D, Heintzen MP, Strauer BE (1990) Kombinierte mechanische und thrombolytische Wiedereröffnung der Lungenstrombahn bei massiver Lungenarterienembolie mit kardiogenem Schock. Intensivmedizin 27: 124–132
32. Hull R, Hirsh J, Jay R et al. (1982) Different intensities of oral anticoagulant therapy in the treatment of proximal-vein thrombosis. N Engl J Med 307: 1676–1681
33. Hull RD, Pineo GF (1996) Low-molecular-weight heparin for the treatment of venous thrombembolism. Sem Resp Crit Care Med 17: 65–70
34. Hull RD, Raskob GE, Pineo G et al. (1992) Subcutaneous low-molecular weight heparin compared with continous intravenous heparin in the treatment of proximal-vein thrombosis. N Engl J Med 326: 975–982

35. Hull RD, Raskob GE, Rosenbloom D et al. (1990) Heparin for 5 days as compared with 10 days in the initial treatment of proximal venous thrombosis. N Engl J Med 322: 1260–1264
36. Janata-Schwatczek K, Weiss K, Riezinger I, Bankier A, Domanovits H, Seidler D (1996) Pulmonary embolism. II. Diagnosis and treatment. Sem Thromb Haemost 22: 33–52
37. Jolliet P, Magnin C, Unger PF (1990) Pulmonary embolectomy after intravenous thrombolysis with alteplase. Lancet 335: 290–291
38. Karwinski B, Svedsen E (1989) Comparison of clinical and postmortem diagnosis of pulmonary embolism. J Clin Pathol 42: 135–139
39. Kienast J, Silling-Engelhardt G (1992) Thrombolysetherapie der Lungenembolie. Internist 33: 216–224
40. Kolben M, Höß C, Graeff H (1996) Postoperative Thrombolysetherapie. Internist 37: 619–622
41. Laas J, Schmid C, Albes JM, Borst HG (1993) Chirurgische Aspekte zur fulminanten Lungenembolie. Z Kardiol 82 (Suppl 2): 25–28
42. Levine M, Hirsh J, Weitz J, Cruikshank M, Neemeh J, Turpie AG, Gent M (1990) A randomized trial of a single bolus dosage regimen of recombinant tissue plasminogen activator in patients with acute pulmonary embolism. Chest 98: 1473–1479
43. Lilienfeld D, Chan E, Ehland J, Godbold JH, Landrigan PJ, Marsh G (1990) Mortality from pulmonary embolism in the United States: 1962 to 1984. Chest 98: 1067–1072
44. Lilienfeld DE, Chan E, Ehland J et al. (1990) The clinical course of pulmonary embolism. N Engl J Med 98: 1067–1072
45. Lindblad B, Stenby NB, Berqvist D (1991) Incidence of venous thromboembolism verified by necropsy over 30 years. BMJ 302: 709–771
46. Lotter R, Zahn R, Zander M, Senges J (1996) Diagnostik der Lungenembolie. Dtsch Med Wochenschr 121: 595–599
47. Ly B, Arnesen H, Eie H, Hol R (1978) A controlled clinical trial of streptokinase and heparin in the treatment of major pulmonary embolism. Acta Med Scand 203: 465–470
48. Manganelli D, Palla A, Donnamaria V, Giuntini C (1995) Clinical features of pulmonary embolism. Doubts and certainties. Chest 107: 25S-32S
49. Meissner E, Niedermeyer J, Fabel H (1993) Akute Lungenembolie. Z Kardiol 82 (Suppl 2): 3–12
50. Meyer G, Sors H, Charbonnier B, Kasper W, Bassand JP, Kerr IH, Lesaffre E, Vanhove P, Verstraete M on behalf of The European Cooperative Study Group For Pulmonary Embolism (1992) Effects of intravenous urokinase versus alteplase on total pulmonary resistance in acute massive pulmonary embolism. A European multicentre double-blind trial. J Am Coll Cardiol 19: 239–245
51. Meyer G, Tamisier D, Sors H, Stern M, Vouhé P, Makowski S, Neveux JY, Leca F, Even P (1991) Pulmonary embolectomy: a 20-year experience at one center. Ann Thorac Surg 51: 232–236
52. Mohindra SK, Udeani GO (1993) Treatment of massive pulmonary embolism with centrally administered tissue type plasminogen activator. Ann Emerg Med 22: 1349–1352
53. Molina JE, Hunter DW, Yedlicka JW, Cerra FB (1992) Thrombolytic therapy for postoperative pulmonary embolism. Am J Surg 163: 375–380
54. More RS, Chauhan A (1996) Pulmonary embolism - the role of thrombolytic therapy in its management. Postgrad Med J 72: 157–161
55. Morpurgo M, Schmid C(1980) Clinico-pathological correlations in pulmonary embolism: A posteriori evaluation. Prog Respirat Res 13: 8–15
56. Morpurgo M, Schmid C (1995) The spectrum of pulmonary embolism. Clinicopathologic correlations. Chest 107: 18S-20S
57. Moser KM, Auger WR, Fedullo PF (1990) Chronic major-vessel thromboembolic pulmonary hypertension. Circulation 81: 1735–1743
58. Moser KM (1996) Significance of silent pulmonary embolism in the spectrum of thromboembolic disease. Sem Respirat Crit Care Med 17: 17–21
59. Niedermeyer J, Daniel WG (1993) Stellenwert der Echokardiographie in der Diagnostik der akuten Lungenembolie. Z Kardiol 82 (Suppl 2): 13–20
60. Palla A, Giuntini C (1995) Highlights and final remarks. Chest 107: 56S-57S
61. Palla A, Petruzzelli S, Donnamaria V, Giuntini C (1990) The role of suspicion in the diagnosis of pulmonary embolism in New Mexico. Hum Pathol 21: 159–165

62. Pilger E, Smolle KH (1996) Thrombolysetherapie bei akuter Lungenembolie. Internist 37: 574–584
63. Putzke HP, Mobius C, Gunther U et al. (1989) Zur Häufigkeit der tödlichen Lungenembolie unter besonderer Berücksichtigung von Grundleiden und Wettereinfluß. Z Ges Inn Med 44: 106–110
64. Romaniuk P, Thieme T, Miersch C, Stobbe C, Stößlein F (1993) Zur Implantation von Vena-cava-Filtern bei akuten Lungenembolien. Z Kardiol 82 (Suppl 2): 35–40
65. Scholz KH, Hilmer T, Schuster S, Wijcik J, Kreuzer H, Tebbe U (1990) Thrombolyse bei reanimierten Patienten mit Lungenembolie. Dtsch Med Wochenschr 115: 930–935
66. Severi P, Lo Pinti G, Poggio R, Andrioli G (1994) Urokinase thrombolytic therapy of pulmonary embolism in neurosurgically treated patients. Surg Neurol 42: 469–470
67. Sharma GVRK, Folland ED, McIntyre KM, Sasahara AA (1990) Longterm hemodynamic benefit of thrombolytic therapy in pulmonary embolic disease. J Am Coll Cardiol 15: 65A
68. Simonneau G, Azarian R, Brenot F, Dartevelle PG, Musset D, Duroux P (1995) Surgical management of unresolved pulmonary embolism – a personal series of 72 patients. Chest 107: 52S–55S
69. Sors H, Pacouret G, Azarian R, Meyer G, Charbonnier B, Simmoneau G (1994) Hemodynamic effects of bolus vs 2-h infusion of alteplase in acute massive pulmonary embolism – a randomized controlled trail. Chest 106: 712–717
70. Stein PD, Henry JW (1995) Untreated patients with pulmonary embolism: Outcome, clinical and laboratory assessment. Chest 107: 931–935
71. Stein PD, Terrin ML, Hales CA, Palevski HI, Saltzmann HA, Thompson BT, Weg JG (1991) Clinical, laboratory, roentgenographic and electrocardiographic findings in patients with acute pulmonary embolism and no preexisting cardiac or pulmonary disease. Chest 100: 598–603
72. Stulz P, Schläpfer R, Feer R, Habicht J, Grädel E (1994) Decision making in the surgical treatment of massive pulmonary embolism. Eur J Cardiothorac Surg 8: 188–193
73. Sutton GC, Hall RJC, Kerr IH (1977) Clinical course and late prognosis of treated subacute massive, acute minor and chronic pulmonary thrombembolism. Br Heart J 39: 1135–1142
74. The PIOPED Investigators (1990) Value of the ventilation/perfusion scan in acute pulmonary embolism. Results of the Prospective Investigation of Pulmonary Embolism Diagnosis (PIOPED). JAMA 263: 2753–2759
75. The urokinase pulmonary embolism trial (1973) A national cooperative study. Circulation 47: 1–108
76. The USPET investigators (1974) Urokinase-streptokinase embolism trail. Phase 2 results. JAMA 229: 1606–1613
77. Théry C, Simmonneau G, Meyer O et al. (1992) Coquart: randomized trial of subcutaneous low-molecular weight heparin CY 216 (Fraxiparine) compared with intravenous unfractionated heparin in the treatment of submassive pulmonary embolism. Circulation 85: 1380–1389
78. Tibbut A, Davies JA, Anderson JA, Flechter EWL, Hamill J (1974) Comparison by controlled clinical trial of streptokinase and heparin in treatment of life-threatening pulmonary embolism. Br Med J 1: 343–347
79. UKEP (1987) The UKEP study: Multicentre clinical trial on two local regimes of urokinase in massive pulmonary embolism. Eur Heart J 8: 2–10
80. Verstraete M, Miller GAH, Bounameaux H, Charbonnier B, Colle JP, Lecorf G, Marbert GA, Mombaerts P, Olsson CG (1988) Intravenous and intrapulmonary recombinant tissue-type plasminogen activator in the treatment of acute massive pulmonary embolism. Circulation 77: 353–360
81. Verstraete M (1995) thrombolytic therapy in patients with acute pulmonary embolism. Fibrinolysis 9 (Suppl 1): 23–28
82. Webb MS, Murphy TP, Dorfman GS (1996) Use and selection of inferior vena cava filters. Sem Respirat Crit Care Med 17: 71–85
83. Zahn R, Lotter R, Seidl K, Senges J (1996) Therapie der Lungenembolie. Dtsch Med Wochenschr 121: 629–634

KAPITEL 10

Indikation zur Thrombektomie bei Lungenembolie

A. HAVERICH

Einleitung

Nach der Erstbeschreibung der pulmonalen Thrombektomie bei Lungenembolie durch Trendelenburg im Jahr 1908 [11] wurde dieses Verfahren nur in seltenen Ausnahmefällen erfolgreich durchgeführt, erstmals belegt 1924 [7]. Vorteil dieses Verfahrens war der Eingriff ohne Notwendigkeit der extrakorporalen Zirkulation, Nachteil eine anhaltende Kreislaufstabilität als Voraussetzung für die Operation.

Unter Verwendung der Herz-Lungen-Maschine sind diese Eingriffe erfolgreicher durchzuführen, allerdings ist die Therapiemöglichkeit reduziert auf jene Kliniken, die eine offene Herzchirurgie vorhalten. Diese Thrombektomien – unter Verwendung der extrakorporalen Zirkulation – haben allerdings auch in größeren Zentren Fallzahlen von insgesamt 50 über 10-Jahres-Zeiträume nicht überstiegen [1, 8, 10]. In den genannten größeren Untersuchungen betragen die Letalitäten 40–50 %, wobei der präoperativen Situation (entsprechend der Schwere der Lungenembolie) eine entscheidende Bedeutung zukommt.

Durch die Entwicklung der Thrombenlösung durch transvenöse Katheterapplikation [5], insbesondere aber durch die Anwendung von Urokinase, Streptokinase und neuerdings rt-PA zur Lyse bei Lungenembolie [13], ist der heutige Stellenwert der operativen Intervention erheblich in Frage gestellt.

Indikation und Kontraindikation

In der Klassifikation nach Greenfield werden 4 Stadien einer akuten Lungenembolie unterschieden (Tabelle 1). Nach heutigem Wissensstand bedürfen die Stadien I und II sicher keiner operativen Intervention. Im Stadium III wird man nur bei Vorliegen definitiver Kontraindikationen zur Lysetherapie operieren. Im Stadium IV, dem Stadium mit durchgemachter oder manifester Schocksymptomatik und definitiver Beatmungspflichtigkeit, sind sowohl lysetherapeutische und kathetertherapeutische Verfahren als auch die Operation erfolgreich angewandt worden. Bei Vorhandensein einer herzchirurgischen Einheit bzw. bei Vorliegen von Kontraindikationen zur Lysetherapie oder bei nichtvorhandener Röntgendiagnostik auf der Intensivstation sollte ebenfalls die Operation erwogen werden.

Kontraindikationen der Lysetherapie bei akuter Lungenembolie [8]
- Hypertonus,
- zerebrovaskulärer Insult (vor < 2 Monaten),
- schwere Augenhintergrundsveränderungen,

- Operationen (vor < 10 Tagen),
- arterielle Lumbalpunktionen (vor < 5–10 Tagen),
- Reanimation mit Rippenfraktur,
- Gravidität,
- Postpartalperiode (E 10 Tage),
- hämorrhagische Diathese,
- Ulcera ventriculi et duodeni,
- Vitii cordis mit Vorhofflimmern,
- Perikarditis,
- Niereninsuffizienz (Stadium III, IV),
- hepatozelluläre Insuffizienz.

Die Kontraindikationen für die Lysetherapie sind sehr unterschiedlich definiert und haben sich in den vergangenen Jahren deutlich relativiert. So galt bis vor kurzem, daß eine weniger als 10 Tage zurückliegende Operation eine Kontraindikation für die Lysetherapie darstellt. Es gibt allerdings eine Reihe von Berichten, wo auch in solchen Situationen erfolgreich lysiert werden konnte [9]. Auch die Anamnese eines Magenulkus bzw. eines durchgemachten Apoplexes gelten heute nicht mehr als absolute Kontraindikation. Hämatologische Grunderkrankungen sind im Zweifelsfall bei Einleitung eines Lyseverfahrens bei akuter Embolie nicht bekannt und können somit ebenfalls nicht als absolute Kontraindikationen gelten.

Generell wird man bei leichteren Formen der Lungenembolie primär heparinisieren, bei fulminanter Embolie lysieren. In einer Klinik mit Erfahrung bei der kathetertechnischen Auflösung der Thromben kann bei fulminanter Lungenembolie dieses Verfahren auf der Intensivstation angewendet werden. Im Stadium III und IV und bei Vorliegen von Kontraindikationen zur Lyse und Nichtverfügbarkeit der Kathetertherapie soll auch nach heutigen Gesichtspunkten die operative Intervention erfolgen.

Tabelle 1. Die 4 Stadien der akuten Lungenembolie. (Nach [5])

Grad	Symptome	Blutgase	Okklusion	Hämodynamik
I: klein	Keine	Normal	< 20 %	Normal
II: submassiv	Unruhe	$pO_2 < 80$		
	Hyperventilation	$pCO_2 < 35$	20–30 %	Tachykardie
III: massiv	Dyspnoe	$pO_2 < 65$ mm HG		ZVD erhöht
		PCO2 < 39 mm Hg	30–50 %	pA > 20 mm Hg
IV: fulminant	Schock	pO2 < 50 mm HG	> 50 %	ZVD erhöht
		pCO2 < 30 mm HG		pA > 25 mm HG
				RR < 80 mm Hg

Eigene Untersuchungen

Patientengut

In der eigenen Klinik wurden über einen ca. 15-Jahres-Zeitraum 34 Patienten (19 Männer, 15 Frauen) mit einem durchschnittlichen Alter von 51 Jahren (21–79 Jahre) mit fulminanter Lungenembolie einer operativen Thrombektomie unterzogen. 13 dieser Patienten waren spontan atmend, 21 intubiert und mechanisch beatmet. Wenn man – entsprechend der kardiopulmonalen Situation – die Patienten in 3 Gruppen einteilt,

- so stellt *Gruppe A* Patienten mit einer adäquaten bis grenzwertigen kardialen Funktion bei moderater bis hochdosierter Katecholamingabe dar. In dieser Gruppe waren 2 Patienten beatmungspflichtig.
- Bei 21 Erkrankten war eine externe Herzmassage notwendig, hier waren alle Patienten intubiert und beatmet. Bei 6 dieser Kranken konnte unter massiver Katecholamingabe ein Minimalkreislauf wiederhergestellt werden (*Gruppe B*).
- Bei 13 Patienten wurde eine kontinuierliche externe Herzmassage bis zum Anschluß der extrakorporalen Zirkulation durchgeführt (*Gruppe C*). Die Dauer der Herzmassage betrug zwischen 30 und 210 min. Alle Eingriffe wurden unter Einsatz der extrakorporalen Zirkulation, wie erstmals 1961 von Cooley et al. beschrieben, durchgeführt [2].

Ergebnisse

Die Frühletalität betrug in Gruppe A 33 % (5/15), in Gruppe B starben 4 der 6 Erkrankten (66 %), Patienten mit kontinuierlicher Herzmassage bis zum Anschluß der Herz-Lungen-Maschine starben mit einer Häufigkeit von 46 % (6/13). Von den insgesamt 15 Todesfällen waren 9 kardial, 4 zerebral bedingt.

Bezüglich nichtletaler postoperativer Komplikationen war das perioperative Rechtsherzversagen zahlenmäßig überwiegend (n = 7). Renale, zerebrale und infektiöse Komplikationen spielten eine untergeordnete Rolle.

Kommentar

Die massive und fulminante Lungenembolie (Stadien III und IV nach Greenfield) stellen auch heute noch eine Indikation zur operativen Thrombektomie dar. Dies ist jedoch nur noch bei solchen Patienten der Fall, bei denen eine definitive Kontraindikation für eine Lysetherapie besteht und eine Katheterauflösung in den zentralen Lungenarterien aufgrund fehlender personeller oder apparativer Möglichkeiten auf der Intensivstation nicht möglich ist.

Die perioperative Letalität der pulmonalen Thrombektomie wurde 1985 in einer Multicenterstudie von Del Campo mit 40 % angegeben, wobei 651 Patienten untersucht wurden [3]. Gray et al. gaben eine Frühletalität von 11 % an, wenn der Kreislauf bis zur Embolektomie aufrechterhalten werden konnte, die Letalität betrug 64 %, wenn eine Herzmassage durchgeführt werden mußte [4]. Auch anhand der eigenen Ergebnisse wird deutlich, daß man Patienten mit der Notwendigkeit der externen Herzmassage bis zur Operation nicht von einem solchen Eingriff ausschließen sollte. Dasselbe trifft allerdings auch für die Deblockierung der

Strombahn mittels Kathetertechnik zu [6, 12]. Damit wird deutlich, daß eine vollständige Entfernung *allen* embolischen Materials aus der pulmonalen Strombahn für den Erfolg der Intervention nicht unabdingbar erforderlich ist.

Nach wie vor umstritten ist die Vollständigkeit der präoperativen Diagnostik. In der Regel sind bei chirurgischen Kandidaten die Zeiträume für die Durchführung einer Szintigraphie oder einer Pulmonalisangiographie aufgrund der klinischen Situation nicht gegeben. Hier reicht es nach unserer Erfahrung aus, die letztlich einsetzende Hypoxämie nach Ausschluß eines Pneumothorax mittels Röntgenübersichtsaufnahme eindeutig auf eine Lungenembolie zurückführen zu können. Besonders einfach ist die Situation bei bereits nachgewiesener peripherer Venenthrombose.

Neben der eindeutig nachgewiesenen arteriellen Hypoxämie bedarf es u. E. dann lediglich einer pulmonalarteriellen Druckmessung oder einer echokardiographischen Untersuchung mit Nachweis eines überdehnten und schlecht kontrahierenden rechten Ventrikels, um die Indikation zur Operation in einer solchen Notfallsituation zu stellen. Alle übrigen diagnostischen Verfahren sollten auf Patienten mit den Stadien I und II nach Greenfield beschränkt bleiben.

Welchem der genannten Verfahren – Lyse, Katheterdesobliteration, Operation – dann der Vorzug gegeben werden sollte, wird auch in Zukunft von der individuellen Patientensituation und der Infrastruktur der Klinik abhängen. Entscheidend für den Erfolg scheint weniger die Wahl des Verfahrens als vielmehr das Vermeiden von Zeitverlusten bis zum jeweiligen Einsatz zu sein.

Zusammenfassend hat die operative Therapie in der Behandlung der massiven und fulminanten Lungenembolie erheblich an Bedeutung verloren, in einzelnen Fällen mit sicheren Kontraindikationen gegen eine Lysetherapie, insbesondere bei Kranken im kardiogenen Schock, ist ihr Einsatz jedoch nach wie zu rechtfertigen.

Zusammenfassung

Die chirurgische Thrombektomie der Lungenstrombahn nach Embolie unter Verwendung der extrakorporalen Zirkulation war bis vor wenigen Jahren den universitären Einheiten mit herzchirurgischen Abteilungen vorbehalten. Mit Zunahme der Zahl von Herzzentren müßte theoretisch ein erheblicher Anstieg der Fallzahlen zur Thrombektomie bei Lungenembolie eingetreten sein. Dies ist nicht der Fall, wobei in Ermangelung einer nationalen statistischen Erhebung über diese Eingriffe keine exakten Zahlen verfügbar sind. Ein wesentlicher Grund für diese Entwicklung ist der zunehmende Einsatz konkurrierender Verfahren, namentlich der Katheterdesobliteration und der Thrombolyse. Aus diesem Grund werden heute nur noch Patienten im kardiogenen Schock bzw. solche mit definitiven Kontraindikationen für eine Lysetherapie einem operativen Eingriff zugeführt. Unter diesen Kautelen bleibt die Anzahl der durchgeführten Operationen pro Zentrum sehr gering, es muß mit einer perioperativen Letalität von etwa 40–50 % gerechnet werden.

Literatur

1. Bauer EP, Laske A v, Segesser LK, Carrel T, Turina MI (1991) Early and late results after surgery for massive pulmonary embolism. Thorac Cardiovasc Surg 39:353–356
2. Cooley DA, Beall AC jr, Alexander JK (1961) Acute massive pulmonary embolism: successful surgical treatment using temporary cardiopulmonary bypass. JAMA 177:283–286
3. Del Campo C (1985) Pulmonary embolectomy: A review. Can J Surg 28:111–113
4. Gray HH, Morgan JM, Paneth M, Miller GAH (1988) Pulmonary embolectomy for acute massive pulmonary embolism: An analysis of 71 cases. Br Heart J 60:196–200
5. Greenfield LJ, Peyton MD, Brown PP, Elkins RC (1974) Transvenous management of pulmonary embolic disease. Ann Surg 150:461–468
6. Horstkotte D, Heintzen MP, Strauer BE (1990) Kombinierte mechanische und thrombolytische Wiedereröffnung der Lungenstrombahn bei massiver Lungenembolie mit kardiogenem Schock. Intensivmedizin 27:124–132
7. Kirscher M (1924) Ein durch die Trendelenburgsche Operation geheilter Fall von Embolie der Art. pulmonalis. Arch Klin Chir 133:312–359
8. Leitz KH, Tsilimingas N, Reichert K (1992) Die akute Lungenarterienembolie – sind Cavasperroperationen und extrakorporale Zirkulation immer notwendig? Langenbecks Arch Chir Suppl (Kongreßbericht), S 511–517
9. Meneveau N, Bassand JP, Schiel F, Bouras Y, Anguenot T, Bernard Y, Schultz R (1993) Safety of thrombolytic therapy in elderly patients with massive pulmonary embolism: A comparison with nonelderly patients. J Am Coll Cardiol 22:1075–1079
10. Schmid CH, Zietlow S, Wagner TOF, Laas J, Borst HG (1991) Fulminant pulmonary embolism: Symptoms, diagnostics, operative technique and results. Ann Thorax Surg 52:1102–1107
11. Trendelenburg F (1908) Über die operative Behandlung der Embolie der Lungenarterie. Verh Dtsch Ges Chir 37:89–103
12. Tschirkov A, Krause E, Elert O, Satter P (1978) Surgical management of massive pulmonary embolism. J Thorac Cardiovasc Surg 75:730–733
13. UKEP Study Research Group (1987) Multicenter clinical trial on two local regimens of urokinase in pulmonary embolism. Eur Heart J 8:2–10

Fibrinolyse bei Reanimation

B.W. Böttiger

Einleitung

Die Fibrinolyse ist eine effektive und kausale Therapiemaßnahme bei der schweren Lungenembolie und beim akuten Myokardinfarkt [2, 4]. Bei Patienten, die aufgrund eines Kreislaufstillstands reanimiert werden müssen, liegt in mehr als 70 % eines dieser beiden Krankheitsbilder dem Kreislaufstillstand ursächlich zugrunde [7, 44]. Dennoch galt die Applikation von Fibrinolytika während der Reanimation bis vor kurzem als kontraindiziert. Man fürchtete sich hier v. a. vor durch die Reanimationsmaßnahmen induzierten Blutungskomplikationen. Es gibt aber in jüngster Zeit eine Reihe von Hinweisen darauf, daß eine fibrinolytische Intervention während der Reanimation in bestimmten Situationen zur Stabilisierung eines Patienten beitragen kann [3, 5, 9–11, 24, 32, 33, 42, 43, 46, 49]. Tierexperimentelle Befunde signalisieren darüber hinaus eine Verbesserung der Reperfusion nach Kreislaufstillstand durch ein solches Konzept [15, 19, 36]. Es stellt sich daher die Frage, ob die Fibrinolyse während der Reanimation in bestimmten Situationen indiziert ist.

Fulminante Lungenembolie

Nach wie vor sterben zwischen 0,1 und 0,4 % aller hospitalisierten Patienten an den Folgen einer Lungenembolie. Besonders charakteristisch für dieses Krankheitsbild ist die außerordentlich hohe Frühletalität. Zwischen 45 % und 90 % all der Patienten, die an einer Lungenembolie sterben, werden bereits innerhalb von 1–2 h nach Symptombeginn reanimationspflichtig [4, 45]. Ein therapeutisches Konzept, das zu einer Verbesserung der Gesamtüberlebensrate bei Lungenembolie beitragen soll, muß daher innerhalb dieser Frühphase suffizient greifen. Die reine kardiopulmonale Reanimation ist bei der Lungenembolie jedoch nur selten erfolgreich, und eine kausale Therapie wie die pulmonale Embolektomie steht den allermeisten Patienten aufgrund logistischer Probleme meist nicht akut zur Verfügung. Eine alternative, kausale und nahezu allerorts jederzeit verfügbare Therapie ist die Fibrinolyse.

Ausgangspunkt für unser Interesse an dem Konzept der Fibrinolyse bei Reanimation war eine 64jährige Patientin, die 38 Tage nach Exstirpation eines Meningeoms mit klinisch hochgradigem Verdacht auf Lungenembolie auf die Intensivstation aufgenommen wurde [9]. Der Blutdruck war peripher nicht mehr meßbar, im EKG fand sich ein neu aufgetretener SIQIII-Typ mit Rechtsschenkelblock. Unmittelbar nach Durchführung dieser Minimaldiagnostik wurde die Patientin reanimationspflichtig. Nach 20minütiger, bis dahin erfolgloser Reanimation haben wir uns bei hochgradigem Verdacht auf eine fulminante Lungenembolie, zur Applikation von 2mal 1 Mio. IE Urokinase während der Reanimation entschlossen [9]. In einem ähnlichen Fall erhielt eine 60jährige Patientin, die nur 21 h nach einer explorativen Laparotomie nach dem morgendlichen Aufstehen kollabierte, nach zunächst erfolgloser Reanimation bei hochgradigem Verdacht auf Lungenembolie ebenfalls 2 Mio. IE Urokinase [10]. Bei beiden Patientinnen konnte der Kreislauf jeweils etwa 20 min nach der thrombolytischen Intervention wieder stabilisiert werden, beide haben ohne wesentliche Blutungskomplikationen überlebt [9, 10].

Es existieren in der Literatur, neben einigen kasuistischen Mitteilungen, weitere Fallserien und Studien zur Lyse während der Reanimation bei fulminanter Lungenembolie [3, 5, 9, 10, 33, 42, 49]. So berichteten Scholz et al. über 9 Patienten, von denen sich 7 nach Applikation eines Thrombolytikums während der Reanimation stabilisieren ließen, 5 Patienten haben langfristig überlebt [42]. Bei 3 dieser Patienten kam es in der Folge zu einer transfusionsbedürftigen Blutung.

Thrombolyse während der Reanimation bei fulminanter Lungenembolie: Retrospektive Studie I [42]

Therapie:	25 000–750 000 IE Streptokinase (Bolus; n = 4), 1,5 Mio./1 h Streptokinase (n = 2), 0,5-1 Mio. IE Urokinase (Bolus; n = 3) (bei 4 Patienten wurde nach dem Bolus eine Folgelyse durchgeführt).
Ergebnis:	7 von 9 Patienten (78 %) stabilisiert, Reanimationsdauer: 30–90 min, Transfusionen 3mal erforderlich, Reoperation und Transfusion bei 1 Patienten; 5 Patienten haben langfristig überlebt.

Westhoff-Bleck aus der Arbeitsgruppe um Gulba berichtete über 5 Patienten, die sich alle primär durch Applikation von Gewebeplasminogenaktivator (rt-PA) während der Reanimation stabilisieren ließen [49]. In einem Fall kam es hier im weiteren Verlauf zu einer letalen intrazerebralen Blutung, 3mal zu einer Reembolie. Zwei dieser Patienten wurden im Anschluß erfolgreich embolektomiert [49].

Thrombolyse während der Reanimation bei fulminanter Lungenembolie: Rretrospektive Studie II [49]

Therapie:	100 mg Gewebeplasminogenaktivator (rt-PA)/3 h während bzw. kurz nach Reanimation.
Ergebnis:	5 von 5 Patienten (100 %) stabilisiert, Reanimationsdauer: 10–90 min, Reembolie bei 3 Patienten (davon 2 Patienten embolektomiert, 1 Patient gestorben), bei 1 Patienten letale intrazerebrale Blutung, 3 Patienten haben langfristig überlebt.

Die einzige prospektive Studie zur Lyse während der Reanimation bei der Lungenembolie wurde von Köhle et al. durchgeführt. Hier wurde die Embolie zunächst durch eine über femoral applizierte Katheter durchgeführte bettseitige Behelfsangiographie während der Reanimation diagnostisch gesichert [33]. Danach wurde Streptokinase appliziert, und 11 der 20 Patienten ließen sich so nach einer bis zu 100minütigen Reanimationsdauer stabilisieren und haben langfristig überlebt. Blutungskomplikationen traten nicht auf.

Thrombolyse während der Reanimation bei fulminanter Lungenembolie: Prospektive Studie [33]

Diagnostik: Behelfsangiographie während Reanimation über femorale Katheter.

Therapie: 1 Mio. IE Streptokinase (Bolus), danach 100 000–150 000 IE Streptokinase/h für 3 Tage.

Ergebnis: 11 von 20 Patienten (55 %) stabilisiert und langfristig überlebt, Reanimationsdauer 16–100 min, keine schweren Blutungen.

Die Zusammenstellung aller publizierten Mitteilungen zur Fibrinolyse bei Reanimation und fulminanter Lungenembolie zeigt, daß von insgesamt 48 Patienten 37 im Zusammenhang mit der thrombolytischen Intervention stabilisiert werden konnten, 32 haben langfristig überlebt (Tabelle 1) [3, 5]. Die Reanimationsdauer betrug wiederholt bis über 90 min. Reanimationsbedingte Blutungskomplikationen waren dennoch selten und in der Regel beherrschbar. Wenn im Einzelfall Blutungskomplikationen auftraten, so waren diese in den meisten Fällen durch der Lungenembolie und der Lyse während der Reanimation unmittelbar vorausgegangene operative Eingriffe und nicht durch die Reanimationsmaßnahmen selbst verursacht [3, 5]. Auffällig war eine tendenziell erhöhte Rate von Blutungskomplikationen bei den Patienten, die nach einem initialen Bolus eine anschließende Dauerinfusion des Thrombolytikums erhielten [5, 49]. Nur einer der 48 Patienten starb nach einer Lyse mit 100 mg rt-PA über 3 h an den Folgen einer intrazerebralen Blutung [49]. Auch bei vorsichtiger Bewertung lassen die Ergeb-

Tabelle 1. Thrombolyse während der Reanimation bei fulminanter Lungenembolie – Übersicht über die publizierten Mitteilungen

Literatur	Patienten (n)	Stabilisiert (n)	Überlebt (n)
Köhle et al. [33]	20	11	11
Scholz et al. [42]	9	7	5
Westhoff-Bleck et al. [49]	5	5	3
Böttiger et al. [9, 10]	2	2	2
Weitere Kasuistiken [5]	12	12	11
Gesamt	48 (100 %)	37 (77 %)	32 (67 %)

Die Analyse aller publizierten Mitteilungen zur Lyse während der Reanimation bei fulminanter Lungenembolie stützt sich auf 3 klinische Studien bzw. Fallserien und 14 kasuistische Mitteilungen mit insgesamt 48 Patienten. Auch bei der angezeigten vorsichtigen Bewertung dieser Daten ergibt sich, daß ein erstaunlich hoher Prozentsatz (77 %) der betroffenen Patienten durch die spezifische Intervention der Lyse stabilisiert werden konnte. Blutungskomplikationen waren dabei seltener als erwartet, nur 1 Patient ist im Verlauf an einer zerebralen Blutung gestorben. Die Reanimationsdauer betrug bis zu 100 min.

nisse dieser Analyse den Schluß zu, daß die Lyse während der Reanimation bei fulminanter Lungenembolie als kausale Intervention indiziert ist, wenn alternative rekanalisierende Therapieverfahren nicht akut verfügbar sind. Blutungskomplikationen waren deutlich seltener als befürchtet und in der Regel beherrschbar. Eine periphervenöse Injektion des Thrombolytikums scheint dabei ausreichend zu sein [5]. Der Zeitpunkt der Fibrinolyse während Reanimation muß individuell in Abhängigkeit von der Wahrscheinlichkeit der Diagnose und dem potentiellen Blutungsrisiko festgelegt werden. Vor dem Hintergrund der geringen Erfolgsaussichten rein klassischer Reanimationsmaßnahmen bei fulminanter Lungenembolie erscheint dabei bei hochwahrscheinlicher oder gesicherter Diagnose eine solche Intervention bereits frühzeitig indiziert. Bei fehlenden Behandlungsalternativen müssen selbst absolute Kontraindikationen relativiert und ggf. vollkommen ignoriert werden [5].

Akuter Myokardinfarkt

Die wesentliche Differentialdiagnose zur fulminanten Lungenembolie während der Reanimation ist der akute Myokardinfarkt. Auch beim Myokardinfarkt gilt die Fibrinolyse als eine kausale Therapie [2].

An unserer Klinik wurde vor einiger Zeit bei einem 60jährigen Patienten mit vorausgegangenem Vorderwandinfarkt und angiographisch gesicherter Hauptstammstenose im Rahmen der Vorbereitung auf eine Bypassoperation endoskopisch ein Blasenstein entfernt. 7 h postoperativ wurde dieser Patient reanimationspflichtig. Ein rezidivierendes Kammerflimmern ließ sich trotz 24maligen Defibrillierens, didocain-, Amiodaron- und Kaliumgaben während der Reanimation nicht dauerhaft terminieren. Wir entschlossen uns daher, trotz der postoperativen Situation und einer mit 70 min bis dahin bereits prolongierten Reanimation, zur thrombolytischen Intervention mit 2 Mio. IE Urokinase periphervenös als Bolusinjektion. Nach weiteren knapp 10 min Herzmassage konnte das Kammerflimmern dauerhaft terminiert werden. Wir gehen davon aus, daß der Lyse hier eine kausale Rolle im Rahmen der Stabilisierung des Patienten zukam. Der Patient hat zunächst überlebt und starb ohne jegliche Blutungskomplikation 36 h später im therapierefraktären kardiogenen Schock [11].

Neben anderen berichteten Gramann et al. über 10 Patienten, bei denen nach zunächst erfolgloser bis zu 85minütiger Reanimation bei Verdacht auf Myokardinfarkt Streptokinase mit 1 Mio. IE über 10–35 min appliziert wurde [24]. 5 dieser 10 Patienten ließen sich daraufhin nach weiteren 15–60 min Herzmassage stabilisieren, 3 Patienten haben langfristig überlebt.

Thrombolyse während der Reanimation bei akutem Myokardinfarkt (Gramann et al. [24]):

Ausgang: erfolglose klassische Reanimationsmaßnahmen über 25–85 min.
Therapie: 1 Mio. IE Streptokinase/10-35 min.
Ergebnis: 5 von 10 Patienten (50 %) nach weiteren 15–60 min stabilisiert,
3 Patienten haben langfristig überlebt,
keine wesentlichen Blutungskomplikationen.

Auch in dieser Untersuchung wurde über keinerlei wesentliche Blutungskomplikationen berichtet.

Westhoff-Bleck et al. berichteten darüber hinaus über 5 Patienten mit akutem Myokardinfarkt, bei denen im Zusammenhang mit einer Reanimation 100 mg rt-PA über 3 h verabreicht wurden [49]. 3 dieser Patienten starben in der Akutphase, 1 Patient mußte im Anschluß noch einer perkutanen transluminalen Angioplastie (PTCA) unterzogen werden. Dieser Patient entwickelte am ersten Tag nach Lyse eine intrazerebrale Blutung. Weitere Blutungen traten nicht auf [49].

Thrombolyse während der Reanimation bei akutem Myokardinfarkt (Westhoff-Bleck et al. [49]):

Therapie: 100 mg Gewebeplasminogenaktivator (rt-PA)/3 h.
Ergebnis: 2 von 5 Patienten (40 %) stabilisiert,
bei 1 Patienten zusätzlich PTCA erforderlich
(bei diesem Patienten intrazerebrale Blutung),
1 Patient hat langfristig überlebt.

Bei der Zusammenstellung der publizierten Mitteilungen zur Fibrinolyse während der Reanimation bei akutem Myokardinfarkt wird klar, daß hier nur begrenzte Erfahrungen vorliegen (Tabelle 2). Bei der Bewertung dieser Mitteilungen muß beachtet werden, daß positive Ergebnisse in diesem Zusammenhang sicherlich eher berichtet werden als negative. Dennoch zeigen diese klinischen Erfahrungen, daß auch beim akuten Myokardinfarkt eine thrombolytische Intervention während der Reanimation zur Stabilisierung der betroffenen Patienten beitragen kann. Dies ist besonders bemerkenswert vor dem Hintergrund der Tatsache, daß die Thrombolyse in allen Fällen nicht frühzeitig während der Reanimation, sondern erst als Ultima ratio eingesetzt wurde, wenn klassische Reanimationsmaßnahmen nicht zum Erfolg geführt hatten und als Alternative nur noch die Beendigung der Reanimationsmaßnahmen zur Disposition stand. Wird während einer Reanimation ein akuter Myokardinfarkt fälschlicherweise als Lungenembolie an-

Tabelle 2. Thrombolyse während der Reanimation bei akutem Myokardinfarkt – Übersicht über alle publizierten Mitteilungen

Literatur	Patienten (n)	Stabilisiert (n)	Überlebt (n)
Gramann et al. [24]	10	5	3
Westhoff-Bleck et al. [49]	5	2	1
Kasuistiken [46]	5	5	5
Gesamt	20 (100 %)	12 (60 %)	9 (45 %)

Die Analyse aller publizierten Mitteilungen zur Lyse während der Reanimation bei akutem Myokardinfarkt stützt sich auf 2 klinische Studien bzw. Fallserien und 5 kasuistische Mitteilungen mit insgesamt 20 Patienten. Bei der sicherlich angezeigten vorsichtigen Bewertung dieser Daten ergibt sich, daß bis zu 60 % der betroffenen Patienten durch die spezifische Intervention der Lyse initial stabilisiert werden konnten. Obwohl die thrombolytische Intervention hier immer nur als Ultima ratio nach Ausschöpfung aller klassischen Reanimationsmaßnahmen durchgeführt wurde, überlebten eine Reihe von Patienten auch langfristig.

gesehen, so kommt es also durch eine solche in einer derartigen Situation sicherlich leicht mögliche Fehldiagnose nicht zu einer Fehlbehandlung.

Fibrinolyse während der Reanimation als Ultima ratio im Notarzteinsatz

Bestätigt werden diese Ergebnisse offener Studien und Fallserien durch eine Untersuchung bei Patienten, die aufgrund eines prähospitalen Kreislaufstillstands reanimiert werden mußten [32].

Die Fibrinolyse während der Reanimation wurde hier als Ultima ratio bei 34 von 138 Patienten eingesetzt, bei denen klassische Reanimationsmaßnahmen nicht zur Stabilisierung führten. Nach Vorgabe von Dexamethason wurde Streptokinase in einer Dosierung von 1,5 Mio. IE über 5 min appliziert. 12 der 34 lysierten Patienten (35 %) konnten hierdurch kardiozirkulatorisch stabilisiert werden, 3 Patienten (9 %) haben langfristig und ohne neurologische Schädigung überlebt. Von den initial durch Fibrinolyse während der Reanimation zu stabilisierenden Patienten mit primären Kammerflimmern (n = 11) hatten 8 einen akuten Myokardinfarkt, 2 eine Lungenembolie und 1 Patient eine Basilaristhrombose als Ursache des Kreislaufstillstands [32].

In der prähospitalen Situation scheinen dabei insbesondere Patienten mit einem primären Kammerflimmern von einer fibrinolytischen Intervention zu profitieren. Dies zeigt die Aufschlüsselung der Ergebnisse dieser Untersuchung in Abhängigkeit vom primären kardialen Rhythmus [32]. Von 21 Patienten, die bei initialem Kammerflimmern lysiert wurden, konnten 11 nach Ultima-ratio-Lyse während der Reanimation primär stabilisiert werden, 5 (24 %) überlebten länger als 3 Wochen. Alle 3 entlassenen Patienten zeigten initial ein Kammerflimmern. Von 6 Patienten mit primärer Asystolie konnte nur einer durch die Fibrinolyse während der Reanimation initial erfolgreich stabilisiert werden. Dieser Patient starb noch innerhalb der ersten 24 h. Wenn bei initialer elektromechanischer Dissoziation lysiert wurde, konnte dagegen in keinem Fall eine Stabilisierung erreicht werden. Nur bei einem Patienten aus dieser Untersuchung kam es nach einer mehr als 75minütigen kardiopulmonalen Reanimation während einer sich anschließenden Heparintherapie am 5. Tag zu einer Blutung mit Hämatothorax, die durch Anlage einer Thoraxdrainage problemlos beherrscht werden konnte [32].

Diagnostik und Differentialdiagnose während der Reanimation

Die bisherigen klinischen Erfahrungen mit einer Fibrinolyse bei Reanimation zeigen, daß eine Diagnostik bzw. Differentialdiagnose durch Echokardiographie, EKG oder bettseitige Behelfsangiographie im Einzelfall auch unter Reanimationsbedingungen erfolgen kann [5, 9, 33]. EKG und Echokardiographie sind dabei insbesondere dann nützlich und erfolgreich einsetzbar, wenn kurze Phasen der Stabilisierung während der Reanimation auftreten [5]. Bisweilen kann, besonders in der intrahospitalen Situation, auch eine Minimaldiagnostik noch vor Eintreten des Kreislaufstillstands durchgeführt werden [9, 10]. In einigen Fällen wurde die Lyse während der Reanimation jedoch nur aufgrund der Anamnese und des hochgradigen klinischen Verdachts auf Lungenembolie bzw. Myokardinfarkt eingeleitet [5, 42, 49]. Im klinischen Alltag wird man realistischerweise meist mit einer Situation konfrontiert sein, in der keine gesicherte Diagnose vorliegt. Als vorteilhaft erscheint hier, daß die wichtigste Differentialdiagnose der akuten Lungenembolie der akute Myokardinfarkt darstellt. Wird die Lyse als Ultima ratio erst nach erfolglosem Abschluß klassischer Reanimationsmaßnahmen durchgeführt, dann spielen differentialdiagnostische Überlegungen nur noch eine untergeordnete Rolle [5, 46].

Als besonders bemerkenswert erscheint hier auch die zunehmende Zahl von klinischen Untersuchungen, die zeigen, daß eine thrombolytische Intervention in einem engen zeitlichen Zusammenhang nach einer kardiopulmonalen Reanimation, im Gegensatz zu früheren Befürchtungen, nicht zu einer deutlich erhöhten Blutungsrate führt, so daß bei adäquater Indikationsstellung insgesamt eindeutig die Vorteile der Lyse für die betroffenen Patienten überwiegen [12, 13, 43, 48].

Dosierung und Wahl des Thrombolytikums

Es gilt mittlerweile als gesichert, daß das lyseinduzierte Blutungsrisiko wesentlich von der Lysedauer abhängt [2, 4]. Darüber hinaus wirkt ein Thrombolytikum schneller, wenn es initial hochdosiert eingesetzt wird [2, 4]. Beides spricht dafür, die Thrombolyse unter Reanimationsbedingungen als Boluslyse durchzuführen [3–5]. Die Applikation von Streptokinase erscheint sowohl aufgrund möglicher allergischer und anaphylaktischer Reaktionen als auch wegen immer wieder dokumentierter Blutdruckabfälle nach Bolusgabe weniger geeignet [4, 5]. Vor der Gabe von Streptokinase wird zudem generell die Applikation eines Kortikoides empfohlen, was zu gewissen zeitlichen Verzögerungen führen kann. Bei Urokinase existieren positive Erfahrungen mit einer Bolusgabe von 2(–3) Mio. IE während der Reanimation [3–5, 9, 10]. Für rt-PA kann eine initiale Bolusgabe von 50 mg sinnvoll sein [3, 5]. Vor dem Hintergrund einer sehr effektiven und sicheren Anwendung bei nicht reanimationspflichtigen Infarktpatienten [39] wäre bei der kürzeren Halbwertszeit der rt-PA auch ein sog. „Doppelbolusregime“ (2mal 50 mg rt-PA/30 min) unter Reanimationsbedingungen vorstellbar.

Aufgrund der zu beobachtenden deutlichen Gerinnungsaktivierung nach einem Kreislaufstillstand [6, 8] erscheint insbesondere bei rt-PA die Kombination mit Heparin sinnvoll. Ob die Anwendung eines weniger fibrinspezifischen Thrombolytikums (z. B. Urokinase) während der Reanimation aufgrund der stärkeren Fibrinogenolyse Vorteile gegenüber der Applikation eines mehr fibrinspezifischen Thrombolytikums besitzt, ist anhand der bisher vorliegenden klinischen und experimentellen Daten nicht zu beantworten.

Wirkmechanismus

Die Fibrinolytika induzieren spezifisch eine Auflösung der Emboli bei der Lungenembolie, und sie wirken spezifisch an den Thromben in den Koronararterien beim Vorliegen eines akuten Myokardinfarktes. Bei der Lungenembolie bieten zudem die oft durch prolongierte mechanische Reanimationsmaßnahmen bereits fragmentierten und damit in Ihrer Gesamtoberfläche vergrößerten pulmonalen Emboli besonders günstige Angriffsbedingungen für die Fibrinolytika. Die dem Kreislaufstillstand zugrundeliegenden Ursachen werden somit bei diesen beiden Krankheitsbildern kausal therapeutisch angegangen.

Darüber hinaus gibt es eine Reihe von Hinweisen dafür, daß durch die begleitende Fibrinogenolyse und durch die Auflösung hypoxieinduzierter Fibrinablagerungen und Mikrothromben durch die Applikation von Fibrinolytika ganz generell die mikrozirkulatorische Reperfusion nach einem Kreislaufstillstand verbessert werden kann [5, 8, 14, 15, 19, 22, 36]. Wiederholt wurde beobachtet, daß nach Thrombolyse während der Reanimation auch nach längerer Reanimationsdauer keine neurologischen Ausfälle auftraten [5, 9, 10, 24, 33, 49]. Dies könnte mit hämostaseologischen Veränderungen im Rahmen der Reperfusion nach einem Kreislaufstillstand zusammenhängen, die durch eine fibrinolytische Intervention positiv beeinflußt werden.

Kreislaufstillstand und Hämostase im Tierexperiment

Tierexperimentell konnte eine ausgeprägte Aktivierung der Blutgerinnung mit der konsekutiven Entwicklung einer disseminierten intravaskulären Gerinnung nach Kreislaufstillstand und Reanimation beobachtet werden [21, 22, 35]. Selbst suffiziente Reanimationsmaßnahmen führten nicht zu einer Wiederherstellung normaler hämostaseologischer Verhältnisse [21, 22, 35]. Gleichzeitig war die endogene Fibrinolyse nicht adäquat aktiviert, so daß hieraus ein hämostaseologisches Ungleichgewicht entstand [21].

Erste Hinweise auf eine mögliche Relevanz hämostaseologischer Veränderungen im Zusammenhang mit einem Kreislaufstillstand ergaben sich bereits Mitte der 50er Jahre. Crowell et al. fanden bei Hunden eine deutliche Korrelation zwischen dem Ausmaß einer vorangegangenen Heparinisierung und der Überlebensrate nach einem Kreislaufstillstand. Nach 10minütigem Stillstand betrug die Überlebensrate 8 % ohne Heparin, 16 % nach Vorgabe von 2 mg/kg KG und 67 % nach Vorgabe von 5 mg/kg KG Heparin [14]. In einer weiteren Untersuchung wies Crowell nach, daß auch durch die Initiierung einer Lysetherapie unmittelbar vor Induktion des Kreislaufstillstands die Überlebensrate beeindruckend gesteigert werden konnte [15]. Interessanterweise wurde durch diese Maßnahmen auch das neurologische Outcome deutlich verbessert. In der Kontrollgruppe starben 14 von 15 Tieren nach einem 15minütigen Kreislaufstillstand. Das einzige überlebende Tier zeigte einen schweren und persistierenden Hirnschaden. Dagegen starben nur 2 von 14 Tieren, wenn vor dem Kreislaufstillstand Streptokinase in Kombination mit Plasma appliziert wurde. Zerebrale Ausfälle bildeten sich in der durch Lysetherapie vorbehandelten Gruppe in allen Fällen innerhalb einer 2monatigen Nachbeobachtungszeit weitgehend zurück [15].

Hämostase und zerebrale Reanimation

Eine disseminierte Gerinnungsaktivierung im Rahmen der Reperfusion nach einem Kreislaufstillstand hat Auswirkungen auf die Qualität der Reperfusion aller Organe und ist dabei letztlich im Rahmen der zerebralen Reanimation von besonderer Relevanz [19]. Es gibt eine Reihe von experimentellen Ergebnissen, die zeigen, daß das Ausmaß der neurologischen Schädigung nach einem Kreislaufstillstand nicht nur von der Zeitdauer der Hypoxie bzw. Anoxie, sondern auch von der Qualität und der Quantität der zerebralen mikrozirkulatorischen Reperfusion abhängig ist [1, 17–20, 23, 27–30, 40]. Es wurde bereits angeführt, daß ein direkter Zusammenhang zwischen dem Ausmaß einer vor dem Kreislaufstillstand durchgeführten Heparinisierung bzw. thrombolytischen Intervention und der Überlebensrate sowie dem neurologischen Outcome nach einem Kreislaufstillstand festgestellt werden konnte [14, 15].

Safar et al. beobachteten darüber hinaus eine signifikante Verbesserung des zerebralen Outcomes beim Hund, wenn nach einem 12minütigen Kreislaufstillstand eine kombinierte Behandlung bestehend aus Hämodilution mit Dextran, Gabe von Heparin und hypertensiver Reperfusion durchgeführt wurde [41]. Dabei ist, neben der antithrombotischen und antikoagulatorischen Potenz des Heparins, von Dextran bekannt, daß es nicht nur die Thrombozytenadhäsion beeinträchtigt, sondern auch die endogene fibrinolytische Aktivität verstärkt [16]. Lin untersuchte die Erholung des EEG nach einem 12minütigen Kreislaufstillstand beim Hund. Er fand eine wesentlich schnellere und vollständigere Erholung des zerebralen Blutflusses und der EEG-Aktivität bei den Tieren, bei denen in Kombination mit der Gabe von Dextran eine Lysetherapie mit Streptokinase eingeleitet wurde [36]. Vorläufige experimentelle Ergebnisse zeigen zudem eine Verminderung der späten zerebralen Hypoperfusion nach Kreislaufstillstand durch die Gabe eines Antagonisten zum plättchenaktivierenden Faktor (PAF) [47] bzw. eines Thromboxansynthetaseinhibitors [31].

Welche Erklärungsmechanismen können für die beobachteten positiven Effekte einer hämostaseologischen Intervention auf das zerebrale Outcome angeführt werden? Als eine wesentliche Ursache der zerebralen Dysfunktion nach einem Kreislaufstillstand wird heute das erstmals von Ames beschriebene zerebrale „no-reflow"-Phänomen angesehen [1, 17–20, 27–30, 40]. Dies bedeutet, daß trotz suffizienter systemischer Hämodynamik regionale mikrozirkulatorische Reperfusionsstörungen im Gehirn auftreten. Fischer u. Hossmann konnten an der Katze nachweisen, daß das Ausmaß dieses zerebralen „no-reflow" mit der Dauer des vorausgegangenen Kreislaufstillstands korreliert [20]. So wurden nach 5minütigem Kreislaufstillstand und anschließender 30minütiger Reperfusion 7 % der gesamten zerebralen Mikrozirkulation nicht reperfundiert. Dieser Anteil erhöhte sich nach 15- bzw. 30minütigem Kreislaufstillstand auf 30 % bzw. 65 % [20]. Man muß daher davon ausgehen, daß neben der initialen hypoxischen Schädigung die Qualität der frühen zerebralen Reperfusion eine wesentliche Determinante für das neurologische Outcome darstellt [1, 17–20, 27–30, 40].

Als Ursachen dieser „No-reflow"-Phänomene werden, neben einer Endothelzellschädigung, einer erhöhten Blutviskosität und einer Leukozyten-Endothelzell-Interaktion, auch die Aktivierung der Blutgerinnung mit der konsekutiven Bildung von Fibrinablagerungen und Mikrothromben diskutiert [8, 19]. Die Relevanz hämostaseologischer Veränderungen im Rahmen der zerebralen Reperfusionsstörung wird bekräftigt durch morphologische und intravitalmikroskopische Untersuchungen, die die Ausbildung von Mikrothromben im Bereich der zerebralen Mikrozirkulation nach einem Kreislaufstillstand beschreiben [27, 38]. Eine Gerinnungsaktivierung kann natürlich durch die Vorgabe von Heparin minimiert werden. Heparin wirkt in diesem Zusammenhang jedoch nur prophylaktisch. Ist es bereits zu Fibrinablagerungen und Mikrothrombosierungen gekommen, so ist von einer Intervention mit Heparin allein kein wesentlicher therapeutischer Effekt mehr zu erwarten. Eine Lysetherapie im Rahmen der Reperfusion nach einem Kreislaufstillstand könnte dann allerdings eine sinnvolle therapeutische Intervention darstellen.

Nach unseren klinischen Erfahrungen mit der Lyse während der Reanimation sind wir daher zusammen mit Herrn Fischer am Max-Planck-Institut für neurologische Forschung in Köln der Frage nachgegangen, ob das zerebrale „No-reflow"-Phänomen durch eine thrombolytische Intervention nach einem Kreislaufstillstand reduziert werden kann [19]. Nach einem Kreislaufstillstand von 15 min und einer anschließenden 4minütigen kardiopulmonalen Reanimation folgte eine Reperfusionsphase von 30 min. Die Tiere der Therapiegruppe erhielten 100 IE/kg KG Heparin sowie 1 mg/kg KG rt-PA mit Beginn der Reanimationsmaßnahmen. Zusätzlich wurde 1 mg/kg KG rt-PA für 30 min kontinuierlich appliziert. Durch die Applikation von rt-PA in Kombination mit Heparin konnte das zerebrale „No-reflow"-Phänomen des gesamten Vorderhirnes signifikant von 29 % auf 8 % reduziert werden. Besonders ausgeprägt war dieser Effekt im Bereich der Basalganglien und im Hirnstamm (Abb. 1). Lyseinduzierte Blutungskomplikationen traten nicht auf. Parallel hierzu konnte eine ausgeprägte Aktivierung der Blutgerinnung nach dem Kreislaufstillstand beobachtet werden, die in der Therapiegruppe deutlich geringer ausgeprägt war [19].

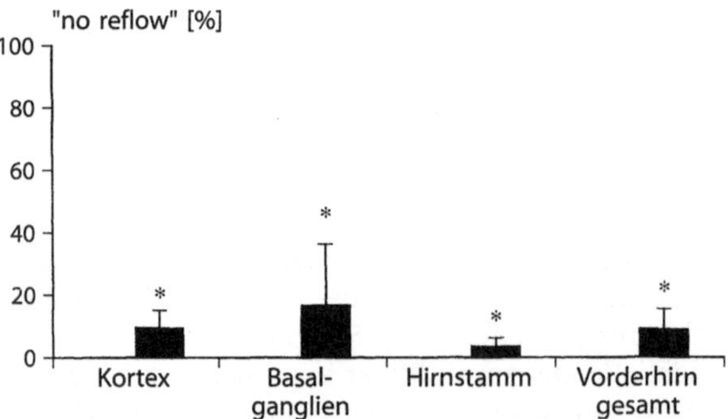

Abb. 1. Zerebrale mikrozirkulatorische Reperfusion nach Kreislaufstillstand: Ausmaß des zerebralen „no-reflow" in verschiedenen Regionen des Gehirns bzw. im gesamten Vorderhirn nach 15 min Kreislaufstillstand und 30 min Reperfusion bei der Katze. Eine thrombolytische Intervention nach dem Kreislaufstillstand [Bolusgabe von 1 mg/kg KG Gewebeplasminogenaktivator (rt-PA) in Kombination mit 100 IE/kg/KG Heparin, gefolgt von 1 mg/kg/KG 30 min rt-PA] reduzierte signifikant das Ausmaß des zerebralen „no-reflow" in allen untersuchten Regionen und im gesamten Vorderhirn (Mittelwerte ± Standardabweichung; $p < 0{,}05$ gegenüber den Kontrollen).(Zit. nach [19])

Nach diesen tierexperimentellen Befunden haben wir die Hypothese entwikkelt, daß hämostaseologische Veränderungen eine wichtige Rolle als Ursache von Reperfusionsstörungen nach einem Kreislaufstillstand spielen [6, 8]. Nach dieser Hypothese kommt es während eines Kreislaufstillstandes zu einer hämostaseologischen Imbalanz zwischen der koagulatorischen und der endogenen fibrinolytischen Aktivität. Dies geht einher mit der Ausbildung von Thromben und Fibrinablagerungen im Bereich der Mikrozirkulation, die auch nach Reetablierung von suffizienten systemischen Kreislaufverhältnissen die Qualität der mikrozirkulatorischen Reperfusion beeinflussen. Wenn diese Hypothese auch für den Menschen zutrifft, dann sollte nach einem Kreislaufstillstand auch klinisch eine Gerinnungsaktivierung zu beobachten sein.

Klinische Untersuchungen zur Hämostase nach einem Kreislaufstillstand

Mit Zustimmung der Ethikkommission wurden bei 24 Patienten, die im Rahmen des Heidelberger Notarztsystems wegen eines Kreislaufstillstandes versorgt wurden, zu definierten Zeitpunkten während der Reanimation sowie bis zu 1 Woche nach erfolgreicher Stabilisierung differenzierte Gerinnungsanalysen durchgeführt [8]. Als Kontrollen dienten 8 altersentsprechende, stationär behandelte internistische Patienten ohne vorausgegangenen Kreislaufstillstand, bei denen identische Abnahme- und Weiterverarbeitungstechniken eingesetzt wurden. Als Indikatoren für eine Gerinnungsaktivierung wurden u. a. die Thrombin-Antithrombin-Komplexe und die löslichen Fibrinmonomere, als Aktivierungsmarker der endogenen Fibrinolyse die D-Dimere analysiert.

Von den 24 eingeschlossenen Patienten konnten 8 primär kardiozirkulatorisch stabilisiert ("restoration of spontaneous circulation"; ROSC) werden. Ein Patient, bei dem, im Gegensatz zu allen anderen Patienten, in Anwesenheit des Notarztes ein Kammerflimmern auftrat, konnte nach kurzer Zeit erfolgreich reanimiert werden. Er zeigte keine wesentliche Gerinnungsaktivierung und weitgehend normale Werte bei allen durchgeführten Gerinnungsanalysen. Dieser Patient überlebte als einziger langfristig den Kreislaufstillstand. Alle anderen untersuchten Patienten zeigten ein aktiviertes Gerinnungssystem und überaus hohe, in der Regel während der Reanimation noch ansteigende Spiegel bei Thrombin-Antithrombin-Komplexen und Fibrinmonomeren (Abb. 2). Erst ab der 8.–24. h nach erfolgreicher Stabilisierung näherten sich die Spiegel der Thrombin-Antithrombin-Komplexe dem Normalbereich. Die Spiegel der Fibrinmonomere blieben auch noch längere Zeit nach kardiozirkulatorischer Stabilisierung erhöht. Die Spiegel der Thrombin-Antithrombin-Komplexe und der Fibrinmonomere 30 min nach Reanimationsbeginn [8] unterschieden sich sowohl bei Patienten, die nicht stabilisiert werden konnten, als auch bei Patienten, die primär kardiozirkulatorisch zu stabilisieren waren, signifikant von denen der Kontrollen (Abb. 3 und 4).

Obwohl die Spiegel der nicht stabilisierbaren Patienten zu diesem Zeitpunkt im Mittel höher waren als die der stabilisierbaren Patienten, erreichten die Unterschiede zwischen diesen beiden Gruppen keine statistische Signifikanz. Eine dieser Gerinnungsaktivierung adäquat entsprechende Aktivierung der endogenen Fibrinolyse konnte dagegen nicht beobachtet werden. Auch die Spiegel der D-Di-

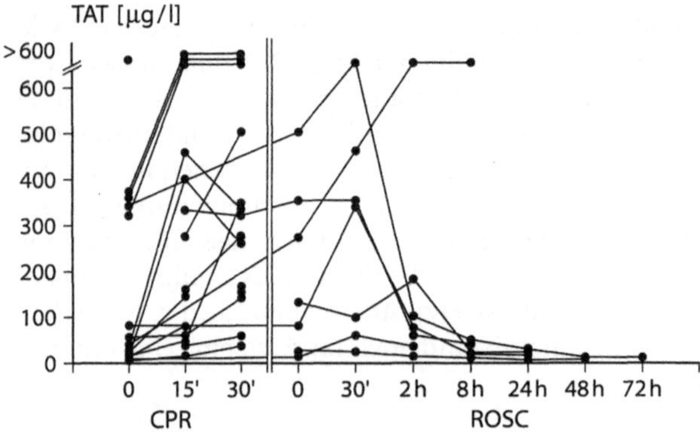

Abb. 2. Thrombin-Antithrombin-Komplexe (TAT) nach Kreislaufstillstand: individuelle Verläufe der Spiegel der TAT (Normalbereich 1,0–4,1 μg/l) während der kardiopulmonalen Reanimation (CPR) und nach Stabilisierung (ROSC) bei all den Patienten (n = 23), die aufgrund eines längerdauernden Kreislaufstillstands reanimiert werden mußten. Nicht dargestellt sind hier die Daten des Patienten mit sehr kurzer Stillstands- und Reanimationsdauer. (Aus: [8])

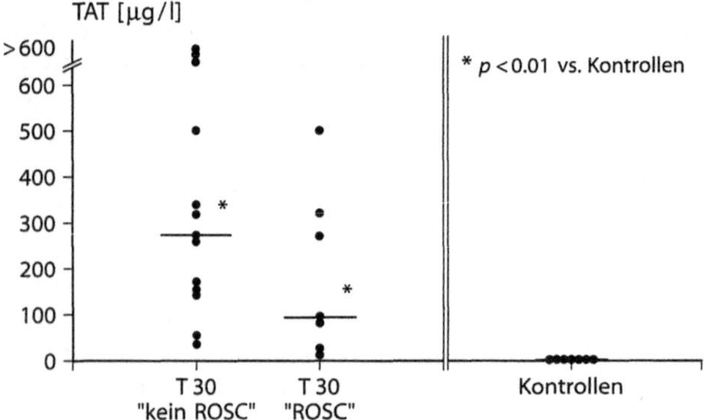

Abb. 3. Thrombin-Antithrombin-Komplexe (TAT) 30 min nach Reanimationsbeginn: die Spiegel der TAT ca. 30 min nach Reanimationsbeginn (T 30) unterschieden sich sowohl bei Patienten, die nicht stabilisiert werden konnten („kein ROSC"), als auch bei Patienten, die kardiozirkulatorisch zu stabilisieren waren („ROSC"), signifikant von den Kontrollen (p < 0,01). Nicht dargestellt sind hier die Daten des Patienten mit sehr kurzer Stillstands- und Reanimationsdauer. (Aus: [8])

mere zeigten in vielen Fällen einen Anstieg während der Reanimation bzw. häufig auch erst verzögert nach erfolgreicher Stabilisierung. Im Vergleich mit den Kontrollen erreichten diese Unterschiede hier jedoch keine statistische Signifikanz [8]. Weitere klinische Untersuchungen zeigen darüber hinaus, daß es während der Reperfusion nach einem Kreislaufstillstand auch zu einer deutlichen Aktivierung der Thrombozyten kommt [6].

Die dargestellten klinischen Untersuchungen zeigen erstmals, daß nach einem längeren prähospitalen Kreislaufstillstand auch beim Menschen ausgeprägte hämostaseologische Veränderungen auftreten [6, 8]. Die beobachtete Aktivierung der plasmatischen Gerinnung ist so ausgeprägt, daß eine intravasale Fibrinablage-

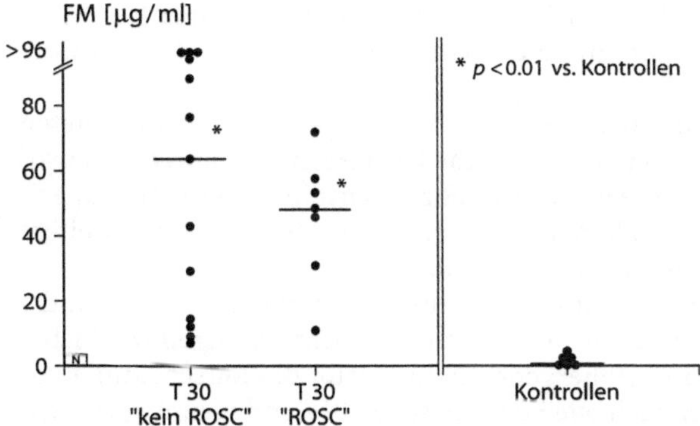

Abb. 4. Fibrinmonomere (FM) 30 min nach Reanimationsbeginn: die Spiegel der FM ca. 30 min nach Reanimationsbeginn (T 30) unterschieden sich sowohl bei Patienten, die nicht stabilisiert werden konnten („kein ROSC"), als auch bei Patienten, die kardiozirkulatorisch zu stabilisieren waren („ROSC"), signifikant von den Kontrollen (p< 0,01). Nicht dargestellt sind hier die Daten des Patienten mit sehr kurzer Stillstands- und CPR-Dauer. (Aus: [8])

rung und die Bildung von Mikrothromben nach einem Kreislaufstillstand angenommen werden müssen. In Übereinstimmung mit dieser Annahme konnten bei Post-mortem-Untersuchungen von Patienten, die nach einer Reanimation gestorben waren, intravaskuläre Fibrinablagerungen und Mikrothromben in den Kapillaren von Niere und Lunge nachgewiesen werden [26]. Mögliche Ursachen dieser hämostaseologischen Aktivierung während und nach einem Kreislaufstillstand sind die Hypoxie und Azidose, die Stase, eine Low-flow-Reperfusion, die Freisetzung endogener und die Applikation exogener Katecholamine, die endotheliale Zellschädigung, Anzahl und Energie der Defibrillationen sowie möglicherweise auch noch weitere bisher unbekannte Phänomene [25, 34, 37]. Die ausgeprägten hämostaseologischen Veränderungen signalisieren, daß eine hämostaseologisch orientierte Intervention nach einem Kreislaufstillstand auch klinisch therapeutisch sinnvoll sein könnte.

Schlußfolgerungen für die klinische Praxis

Klinische Studien und Fallberichte zeigen, daß die Lyse während der Reanimation bei Verdacht auf Lungenembolie und fehlenden Behandlungsalternativen zur Stabilisierung eines Patienten beitragen kann. Im Einzelfall kann ein solches Therapiekonzept, nach Ausschöpfung aller klassischen Reanimationsmaßnahmen und ausbleibender Stabilisierung, als Ultima ratio auch bei akutem Myokardinfarkt eingesetzt werden. Dabei scheinen besonders Patienten mit primärem Kammerflimmern von einer solchen Intervention zu profitieren. Da die primäre Effektivität, aber auch die potentielle Blutungsrate nach einer thrombolytischen Intervention von der initialen Dosis und von der Lysedauer abhängen, sollte die Lyse während der Reanimation nach unserer Meinung initial als hochdosierte Boluslyse durchgeführt werden. Nach Einleitung einer Lysetherapie müssen die Reanimationsmaßnahmen dann immer ausreichend lange, d. h. mindestens über 1–2 h, weitergeführt werden. Auch nach dieser Zeit wurde immer wieder über langfristige Stabilisierungen berichtet, wenn initial ein Thrombolytikum verabreicht worden war.

Die Frage, ob eine Lyse während der Reanimation aufgrund der beobachteten hämostaseologischen Veränderungen generell die Überlebensrate und das neurologische Outcome positiv beeinflussen kann, muß zunächst in weiteren tierexperimentellen und klinischen Untersuchungen geklärt werden, bevor hieraus weitere Therapieempfehlungen abgeleitet werden können.

Da es sich bei der Lysetherapie um eine aggressive Intervention handelt, die selbst mit spezifischen und auch lebensbedrohlichen Nebenwirkungen wie insbesondere Blutungskomplikationen einhergehen kann, bleibt die Entscheidung zur Lyse während der Reanimation nach wie vor eine sorgfältig und verantwortungsvoll zu prüfende Einzelfallentscheidung.

Literatur

1. Ames A III, Wright RL, Kowada M, Thurston JM, Wagno G (1968) Cerebral ischemia II. The no-reflow phenomenon. Am J Pathol 52:437–453
2. Bode C, Peter K, Kübler W, Katus HA (1994) Aggressive thrombolytische Therapie des Myokardinfarktes - Grenzen und Möglichkeiten. Z Kardiol 83:393–403
3. Böttiger BW (1995) Gewebe-Plasminogenaktivator nach frustraner Reanimation bei fulminanter Lungenembolie. Dtsch Med Wochenschr 120:1528–1529
4. Böttiger BW, Bach A, Böhrer H, Martin E (1993) Die akute Thrombembolie der Lunge. Klinik – Pathophysiologie – Diagnostik – Therapie. Anaesthesist 42:55–73
5. Böttiger BW, Böhrer H, Bach A, Motsch J, Martin E (1994) Bolus injection of thrombolytic agents during cardiopulmonary resuscitation for massive pulmonary embolism. Resuscitation 28:45–54
6. Böttiger BW, Böhrer H, Böker T, Motsch J, Aulmann M, Martin E (1996) Platelet factor 4 release in patients undergoing cardiopulmonary resuscitation – can reperfusion be impaired by platelet activation? Acta Anaesthesiol Scand 40: 631–635
7. Böttiger BW, Grabner C, Bauer H, Bode C, Weber T, Motsch J, Martin E (1996) Outcome after prehospital cardiac arrest of presumed cardiac etiology - The Utstein Style applied to a suburban system. Resuscitation 31:S42
8. Böttiger BW, Motsch J, Böhrer H, Böker T, Aulmann M, Nawroth PP, Martin E (1995) Activation of blood coagulation following cardiac arrest is not balanced adequately by activation of endogenous fibrinolysis. Circulation 92:2572–2578
9. Böttiger BW, Reim SM, Diezel G (1991) Erfolgreiche Behandlung einer fulminanten Lungenembolie durch hochdosierte Bolusinjektion von Urokinase während der kardiopulmonalen Reanimation. Anästhesiol Intensivmed Notfallmed Schmerzther 26:29–36
10. Böttiger BW, Reim SM, Diezel G, Böhrer H, Martin E (1994) High-dose bolus injection of urokinase. Use during cardiopulmonary resuscitation for massive pulmonary embolism. Chest 106:1281–1283
11. Böttiger BW, Schmidt H, Gust R, Böhrer H, Martin E (1994) Successful treatment of persistent ventricular fibrillation with thrombolysis during cardiopulmonary resuscitation. Ann Hematol 69 [Suppl 2]:S72
12. Van Campen LC, van Leeuwen GR, Verheugt FW (1994) Safety and efficacy of thrombolysis for acute myocardial infarction in patients with prolonged out-of-hospital cardiopulmonary resuscitation. Am J Cardiol 73:953–955
13. Cross SJ, Lee HS, Rawles JM, Jennings K (1991) Safety of thrombolysis in association with cardiopulmonary resuscitation. Br Med J 303:1242

14. Crowell JW, Sharpe GP, Lambright RL, Read WL (1955) The mechanism of death after resuscitation following acute circulatory failure. Surgery 38:696–702
15. Crowell JW, Smith EE (1956) Effect of fibrinolytic activation on survival and cerebral demage following periods of circulatory arrest. Am J Physiol 186:283–285
16. Eriksson M, Saldeen T (1995) Effect of dextran on plasma tissue plasminogen activator (t-PA) and plasminogen activator inhibitor-1 (PAI-1) during surgery. Acta Anaesthesiol Scand 39:163–66
17. Fischer EG, Ames A III (1972) Sudies on mechanical impairment of cerebral circulation following ischemia: Effect of hemodilution and perfusion pressure. Stroke 3:538–542
18. Fischer EG, Ames A III, Hedley-White ET, O'Gorman S (1977) Reassesment of cerebral capillary changes in acute global ischemia and their relationship to the „no-reflow" phenomenon. Stroke 8:36–39
19. Fischer M, Böttiger BW, Popov-Cenic S, Hossmann KA (1994) Rt-PA Lysetherapie verbessert die zerebrale Reperfusion nach Herz-Kreislaufstillstand. Anaesthesist 43:817–818
20. Fischer M, Hossmann KA (1995) No-reflow after cardiac arrest. Intensiv Care Med 21:132–141
21. Gaszynski W (1974) Research work on blood clotting system during cardiopulmonary resuscitation. Anaesth Resus Inten Ther 2:303–316
22. Gaszynski W (1975) The use of protease inhibitor (Trasylol) and Heparin in cardiorespiratory resuscitation. I. Studies of the blood clotting system. Anaesth Resus Inten Ther 3:125–134
23. Ginsberg MD, Myers RE (1972) The topography of impaired microvascular reperfusion in the primate brain following total circulatory arrest. Neurology 1972; 22:998–1011
24. Gramann J, Lange-Braun P, Bodemann T Hochrein H. (1988) Einsatzmöglichkeiten der Thrombolyse in der Reanimation. Intensivmed 25:425–429
25. Haft JI, Kranz PD, Albert FJ, Fani K (1972) Intravascular platelet aggregation in the heart induced by norepinephrine. Circulation 46:698–708
26. Hartveit F, Halleraker B (1970) Intravascular changes in kidneys and lungs after external cardiac massage: A preliminary report. J Pathol 102:54–58
27. Hekmatpanah J (1973) Cerebral blood flow dynamics in hypotension and cardiac arrest. Neurology 23:174–180
28. Hossmann KA (1993) Ischemia-mediated neuronal injury. Resuscitation 26:225–235
29. Hossmann KA (1988) Resuscitation potentials after prolonged global cerebral ischemia in cats. Crit Care Med 16:964–971
30. Hossmann KA, Schmidt-Kastner R, Grosse-Ophoff B (1987) Recovery of integrative central nervous function after one hour global cerebro-circulatory arrest in normothermic cat. J Neurol Sci. 77:305–320
31. Iijima T, Nakamura Z, Ishii H, Saito I, Sankawa H (1994) Effect of thromboxan synthetase inhibitor on delayed neuronal death after global ischemia Anaesthesiology 81[3A]:A850
32. Klefisch FR, Gareis R, Störk T, Möckel M, Danne O (1995) Präklinische Ultima-ratio-Thrombolyse bei therapierefraktärer kardiopulmonaler Reanimation. Intensivmedizin 32:155–162
33. Köhle W, Nechwatel W, Stauch M, Rasche H (1983) Hochdosierte Streptokinasetherapie bei fulminanter Lungenarterienembolie. Verh Dtsch Ges Inn Med 89:517–519
34. Larsson PT, Wallén NH, Hjemdahl P (1994) Norepinephrine-induced human platelet activation in vivo is only partly counteracted by aspirin. Circulation 89:1951–1957
35. Latour JG, McKay DG, Parrish MH (1972) Activation of Hageman factor by cardiac arrest. Thromb Diathes Haemorrh 3:543–553
36. Lin SR, O'Connor MJ, Fischer HW, King A (1978) The effect of combined Dextran and streptokinase on cerebral function and blood flow after cardiac arrest: an experimental study on the dog. Invest Radiol 13:490–498
37. McKay DG, Latour JG, Parrish MH (1970) Activation of Hageman factor by α-adrenergic stimulation. Thrombos Diathes Haemorrh 23:417–422
38. Mossakowski MJ, Lossinsky AS, Pluta R, Wisniewski HM (1993) Changes in cerebral microcirculation system following experimentally induced cardiac arrest, a SEM and TEM study. In: Tomita M, Mchedlishvili G, Rosenblum W, Heiss WD, Fukuuchi Y (eds) Microcirculatory stasis in the brain. Excerpta Medica, Amsterdam London New York Tokio, pp 99–106

39. Purvis JA, McNeill AJ, Seddiqui RA, Roberts MJD, McClements BM, McEneaney D, Campbell NPS, Khan MM, Webb SW, Wilson CM, Adgey AAJ (1994) Efficacy of 100 mg of double-bolus alteplase in achieving complete perfusion in the treatment of acute myocardial infarction. J Am Coll Cardiol 23:6–10
40. Safar P (1986) Cerebral resuscitation after cardiac arrest: A review. Circulation 74 [Suppl 4]:138–153
41. Safar P, Stezoski SW, Nemoto EM (1976) Amelioration of brain damage after 12 minutes cardiac arrest in dogs. Arch Neurol 33:91–95
42. Scholz KH, HilmerT, Schuster S, Wojcik J, Kreuzer H, Tebbe U (1990) Thrombolyse bei reamierten Patienten mit Lungenembolie. Dtsch Med Wochenschr 115:930–935
43. Scholz KH, Tebbe U, Herrmann C, Wojcik J, Lingen R, Chemnitius JM, Brune S, Kreuzer H (1992) Frequency of complications of cardiopulmonary resuscitation after thrombolysis during acute myocardial infarction. Am J Cardiol 69:724–728
44. Silvast T (1991) Cause of death in unsuccessful prehospital resuscitation. J Int Med 229:331–335
45. Soloff A, Rodman T (1967) Acute pulmonary embolism: II. Clinical. Am Heart J 74:829–847
46. Störk T, Bodemann T, Eichstädt H, Hochrein H (1992) Thrombolyse unter Reanimationsbedingungen. Internist 33:247–251
47. Tanahashi N, Fukuuchi Y, Tomita M, Kobari M, Shinohara T, Yamawaki T, Konno S, Takeda H (1993) Platelet-activating factor antagonist (TCV-309) ameliorates postischemic delayed hypoperfusion after 30-s cardiac arrest in cats. In: Tomita M, Mchedlishvili G, Rosenblum W, Heiss WD, Fukuuchi Y (eds) Microcirculatory stasis in the brain. Excerpta Medica, Amsterdam London New York Tokio, pp 203–210
48. Tenaglia AN, Califf RM, Candela RJ, Kereiakes DJ, Berrios E, Young SY, Stack RS, Topol EJ (1991) Thrombolytic therapy in patients requiring cardiopulmonary resuscitation. Am J Cardiol 68:1015–1019
49. Westhoff-Bleck M, Gulba DC, Claus G, Rafflenbeul W, Lichtlen PR (1991) Lysetherapie bei protrahierter kardio-pulmonaler Reanimation: Nutzen und Komplikationen. Z Kardiol 80 [Suppl 3]:139

Anmerkung:
Die Wiedergabe der Abb. 2, 3 und 4 erfolgt mit freundlicher Genehmigung der Zeitschrift *Circulation* [8] (1995), American Heart Association.

Springer und Umwelt

Als internationaler wissenschaftlicher Verlag sind wir uns unserer besonderen Verpflichtung der Umwelt gegenüber bewußt und beziehen umweltorientierte Grundsätze in Unternehmensentscheidungen mit ein. Von unseren Geschäftspartnern (Druckereien, Papierfabriken, Verpackungsherstellern usw.) verlangen wir, daß sie sowohl beim Herstellungsprozess selbst als auch beim Einsatz der zur Verwendung kommenden Materialien ökologische Gesichtspunkte berücksichtigen.
Das für dieses Buch verwendete Papier ist aus chlorfrei bzw. chlorarm hergestelltem Zellstoff gefertigt und im pH-Wert neutral.

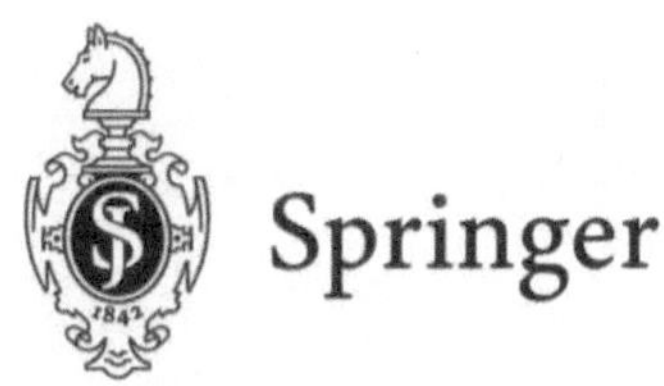